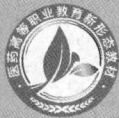

医药高等职业教育新形态教材

U0741792

药学服务实务

（供药学、中药学、药品经营与管理、药品生产技术等专业用）

主　编　张　琦

副主编　田冲冲　熊存全

编　者　（以姓氏笔画为序）

田冲冲（江苏医药职业学院）

刘亚楠（盐城市第一人民医院）

张　琦（江苏医药职业学院）

陈争珍（江苏医药职业学院）

陈延绅（江苏医药职业学院）

周　敏（盐城市第三人民医院）

凌　柏（盐城市第一人民医院）

熊存全（江苏医药职业学院）

中国健康传媒集团
中国医药科技出版社

内 容 提 要

本教材为"医药高等职业教育新形态教材"之一，系根据高等职业教育相关专业教学标准的要求，以高等职业院校人才培养目标为依据编写而成。教材包括8个项目：药学信息服务、医院药房处方分析及调剂、药品的仓储管理与陈列、常见慢性病及药物治疗、常见疾病用药指导、常用检验指标解读、特殊人群用药指导、简易医疗器械的使用。内容设置根据高等职业教育药品类相关专业人才培养目标的要求，对接医疗机构药房和社会零售药店岗位工作任务。

本教材可供全国高等职业院校药学、中药学、药品经营与管理、药品生产技术等专业师生教学使用，也可作为相关从业人员的参考用书。

图书在版编目（CIP）数据

药学服务实务 / 张琦主编. -- 北京：中国医药科技出版社，2023.12

医药高等职业教育新形态教材

ISBN 978-7-5214-4337-0

Ⅰ.①药… Ⅱ.①张… Ⅲ.①药物学—高等职业教育—教材 Ⅳ.①R9

中国版本图书馆CIP数据核字（2023）第246206号

美术编辑　陈君杞
版式设计　友全图文

出版　**中国健康传媒集团** | 中国医药科技出版社
地址　北京市海淀区文慧园北路甲22号
邮编　100082
电话　发行：010-62227427　邮购：010-62236938
网址　www.cmstp.com
规格　787×1092mm ¹/₁₆
印张　11 ¹/₄
字数　250千字
版次　2024年1月第1版
印次　2024年1月第1次印刷
印刷　北京金康利印刷有限公司
经销　全国各地新华书店
书号　ISBN 978-7-5214-4337-0
定价　**45.00元**

获取新书信息、投稿、为图书纠错，请扫码联系我们。

医药高等职业教育新形态教材

建设指导委员会

医药高等职业教育新形态教材

评审委员会

随着课程改革的不断深入，药学服务课题教材的选择面越来越广泛，使每一位药学服务教师都能够根据地域、学校、学生的实际情况出发，选择具有地域特色、学校特点的项目作为展示，也为了使药学服务课程能够更好地满足全国高等职业教育药品类相关专业教育教学改革的需要，我们编写了《药学服务实务》教材。

本教材坚持"三基"（基本理论、基本知识、基本技能）、"五性"（思想性、科学性、启发性、先进性、适用性)、"三特定"（特定对象、特定要求、特定限制）的原则进行编写。从药学服务岗位需求出发，内容设置根据高等职业教育药学类相关专业人才培养目标的要求，对接医疗机构药房和社会零售药店岗位工作任务，彰显专业特色，从实现"岗课"融通、以"岗"为标，促进"课赛"融合、实现核心课程与职业技能大赛"课证"融通。

本教材包括药学信息服务、医院药房处方分析及调剂、药品的仓储管理与陈列、常见慢性病及药物治疗、常见疾病用药指导、常用检验指标解读、特殊人群用药指导、简易医疗器械的使用等八个项目，三十四个任务，每个项目均设计了"练一练""思一思"等模块，以提升学生的学习能力和应用技能。

在教材的编写过程中，我们汲取和借鉴了相关教材和专家的研究成果，融入全国职业院校技能大赛药学技能赛项相关考核内容，得到了多位专家的悉心指导和参编单位的大力支持，在此一并致以崇高的敬意和衷心的感谢。

本教材主要供全国高等职业院校药学、中药学、药品经营与管理、药品生产技术等专业师生作为教材使用，也可作为医药零售企业从业人员的参考用书。

书中难免存在不妥之处，敬请广大师生批评指正，以便修订时完善。

编 者

2023年9月

目　录

药学服务概述

随着科技进步和医药卫生事业的发展，人们对医药卫生和用药安全的需求不断增加，药学人员向社会公众提供符合伦理和执业标准的药学服务成为药学工作适应时代发展的必然要求。药学服务是随着传统药学的发展，并在临床药学的基础上逐渐形成的，大致经历了三个阶段：以保障药品供应为中心，以药品供应、调配为主要内容的阶段；以参与临床用药实践，促进合理用药为主的阶段；"以患者为中心"，以改善患者生命质量为目标的阶段。以患者为中心体现了"以人为本"的宗旨，是时代赋予药师的新使命，也是社会发展和药学技术进步的必然结果。

一、药学服务产生背景

（一）公众对药学服务的意识和需求增加

随着社会的进步和发展，疾病谱发生了变化，心脑血管疾病、代谢性疾病、神经系统疾病等与器官衰老相关的疾病成为常见病和多发病：人们的物质、精神生活在得到丰富和提高的同时，患者对提高生命质量的期望越来越高；新药层出不穷，药物治疗手段日新月异；用药复杂性增加，药品虚假广告宣传、药品不良事件频繁发生。以上这些均使得公众对"以患者为中心"，以提高生命质量为目标的药学服务的需求越来越迫切。因此，社会公众对药学服务的迫切需求是实施药学服务的社会基础。

（二）医药科技进步和药学学科的发展

随着现代生命科学的发展和医药科技的进步，以及对药物作用的研究不断深入，药学学科得到了较快发展。药物治疗学对药物的作用机制及靶位作用进行了详细阐述：药物基因组学治疗药物监测促进了个体化药物治疗；药物信息学的发展为合理用药提供了理论解释和决策支持；药物经济学的发展为药物治疗方案成本、效果的比较和选择提供了方法和手段，循证医学的发展为研究药物疗效、不良反应的发生提供了重要依据。因此，药物治疗学、药学信息学、药物经济学、循证医学等学科的发展为药学服务奠定了坚实的理论基础。

（三）药学人员素质的提高和队伍的壮大

药师是药学服务的主体，药师的专业技能和素质是药学服务实施成功与否的关键。为了顺应社会发展，满足公众对药学服务的需求，很多医药院校的药学、临床药学、中药学等专业增设了基础医学、临床药学、药物治疗学、药学服务等课程，这些课程改变了传统药学专业学生的知识结构体系，提高了他们的综合技能，使其能更好地胜任药学服务岗位。为了满足药学事业发展的需要，执业药师的考试标准也随之不断完善和提高，在考试中逐渐加强了对药学实践技能和综合知识应用能力的要求。同时，广大药学专业人员通过自学、在职学习、接受继续教育等多种途径不断提高自身专业能力和素质。药学人员素质的提高和队伍的壮大为实施药学服务提供了重要的人才保障。

二、药学服务内涵

药学服务是指药学人员应用药学专业知识、技能和工具，向社会公众（包括医护人员、患者及家属、其他关心用药的群体等）提供直接的、负责任的、与药品使用相关的各类服务。其宗旨就是提高药物治疗的安全性、有效性、经济性和适宜性，改善和提高社会大众的健康水平和生活质量。

药学服务的概念于1990年由美国学者提出，他们认为药学服务旨在改善患者生活质量的既定结果，这些结果包括治愈疾病、消除或减轻症状、阻止或延缓疾病进程，以及防止疾病或症状的发生。从20世纪90年代后期开始，经过我国广大药学工作者的不懈努力，药学服务的理念已经逐步得到广大药学人员的认同和接受，药学服务工作在各级医疗机构和社会药房（药店）逐步展开。

药学服务是"与药物使用"有关的"服务"。所谓"服务"，不仅以实物形式，还要以提供信息和知识的形式满足患者在药物治疗上的特殊需求。药学服务中的"服务"体现的是药师对患者的关怀和责任，涉及全社会所有用药的患者，包括住院、门诊、社区和家庭患者等。药学服务具有很强的社会属性，主要特点如下。

（1）以提供知识和信息的形式满足患者在药物使用上的特殊需求，包括药物选择、给药途径与方法、不良反应监测与规避、疗效评估、健康教育等。

（2）全程化服务，涵盖药物使用的整个过程，包括用药前的教育、用药过程中的咨询、用药后的监测与评价等。

（3）必须落实到药物使用效果上，即更好的疗效、更少的不良反应。

（4）注重患者的根本利益和长远利益，以改善和提高患者的生命质量为目标。

（5）主要由药师来实践。

项目一　药学信息服务

药学信息服务或称药学信息活动是所有涉及药学信息的活动，是指药学技术人员进行药学信息的收集、保管、整理、评价、传递、提供和利用等工作。实施药学信息服务是药学咨询服务工作的重要组成部分，也是药学咨询服务所有工作的中心和基础。药学信息服务是20世纪中期提出和发展起来的。随着医药科学的迅猛发展，药物种类大量增加，有关药物的各项研究也日益深入、全面，每年仅是关于药物评价的论文就达到数十万篇。信息数量的激增，使得医师对药学信息的有效掌握变得十分困难，医师和护士对药学信息的要求也日益提高。过去那种仅靠药学技术人员个人零星的药物信息活动已不能适应临床医疗实际工作的需要，系统的、正式的药学信息服务工作被提上议事日程，并逐渐发展成为药学服务工作的一项重要的基本的职能。

任务一　药学信息宣传窗的制作

药学信息的传播交流方式主要有编辑文字资料、讲座和网络媒体宣传等途径。

一、编写文字资料

1.药讯　是由药师编辑的药物知识宣传材料，主要用于指导合理用药，内容包含药事管理、药物评价、不合理用药分析等。

2.药品处方集　各医院为规范临床用药，需要编印《医院处方集》，可减少临床开方、用药差错，降低了药学部门回答临床科室问题的次数。

3.宣传窗　利用各种形式介绍药物用药知识和信息，如利用医院、药房等公共场所的宣传橱窗、黑板报或者张贴宣传画等形式介绍合理用药知识，传播药学信息。

（1）板报宣传　简单易行，用于宣传一些合理用药的基础知识、如何合理掌握给药时间、常用剂型的正确给药方法等。

（2）图画宣传　是一种简单易行、通俗易懂的方法。更多见于合理用药的概念宣传，也可以作为合理用药知识的宣传。

（3）单页或卡片式宣传　药师在承接咨询中或在用药中发现错误的观念或问题，可针对这些问题编印单页或卡片式的宣传资料。此法针对性比较强，可更有效地解决问题。

（4）宣传册　一般针对一种疾病或一类药品而编写，不仅可以宣传合理用药，而且可以宣传疾病的预防、心理治疗、健康锻炼等相关知识。这样内容相对比较系统，尤其适合于慢性病患者的健康教育。

二、药学讲座

药师在健康教育和社区医疗中，承担着患者用药教育及药学知识的科普教育的责任。讲课的内容主要以合理用药为主，可针对不同的患者群选择合适内容，采用通俗易懂的形式，介绍如何正确服药；如何处理用药后出现的不良反应；误服药如何处理；漏服药如何处理；如何储存药品；特殊剂型的药品如何使用等。

三、网络、电视等媒体宣传

1.**电视宣传** 针对疾病或一类药物的合理应用而拍摄专题片，在候诊大厅演播。还可以在门诊大厅安装触摸式计算机显示屏，方便患者自己查询有关药学信息和合理用药知识等。

2.**建立药学网站** 将收集到的药学信息进行再加工整合，根据信息属性进行分类，通过设立"合理用药指南""疾病药物治疗方案""药学文摘""药学论坛"等栏目，来实现药学信息服务的公示化、远程化、现代化，为药师患者医护人员之间架起信息共享与相互交流的平台。

🔍 找一找

请同学们利用课后时间，观察身边的社区、医院、校园、药店等区域，找一找这些地方是否有药学信息窗，对不同地方出现的药学信息窗进行拍照，将不同场所的信息窗进行分类，并上传"云课堂"。

练一练

【实训目的】
学会制作、设计药学信息宣传窗。

【实训材料】
油性马克笔、水性马克笔药物、纸张、其他辅助工具。

【实训步骤】
1.选择1~2种非处方药。
2.每位同学完成一幅宣传窗，选择需要展示的信息，图1-1、图1-2为宣传窗主要内容示例及学生作品。
3.课堂展示讲解思路。
4.评比。

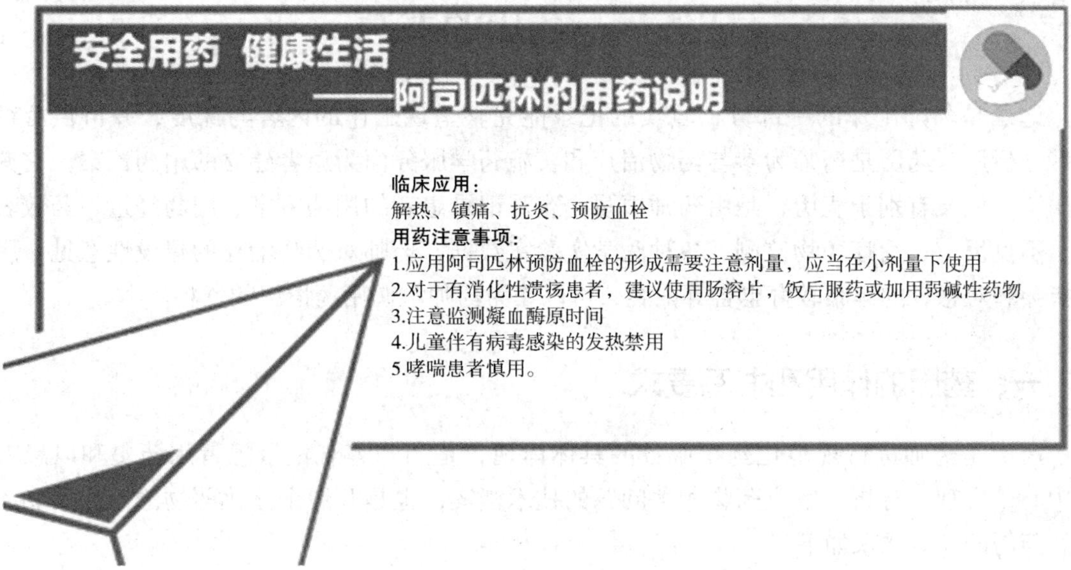

安全用药 健康生活
——阿司匹林的用药说明

临床应用：
解热、镇痛、抗炎、预防血栓
用药注意事项：
1.应用阿司匹林预防血栓的形成需要注意剂量，应当在小剂量下使用
2.对于有消化性溃疡患者，建议使用肠溶片，饭后服药或加用弱碱性药物
3.注意监测凝血酶原时间
4.儿童伴有病毒感染的发热禁用
5.哮喘患者慎用。

图 1-1 药品宣传窗主要内容示例

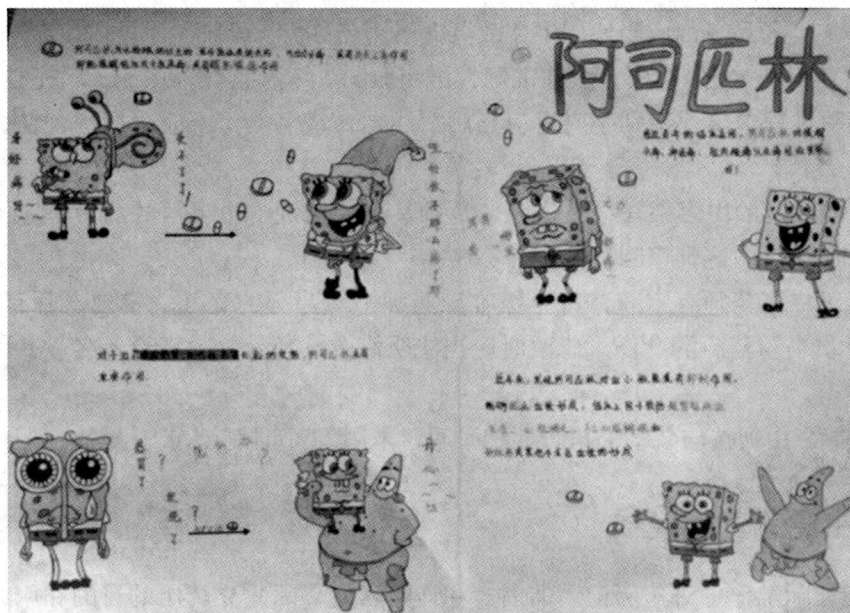

图 1-2 学生宣传窗作品

💭 **思一思**

药师在承接咨询或在用药中发现错误观念及问题，可针对这些问题编印单页或卡片式的宣传资料。请思考卡片式宣传窗适合哪些场所，如要制作，需要体现哪些内容。

任务二　药历的书写

记录是药师工作的一部分，真实的记录能完整呈现工作的内容与深度，并可供后续统计分析用。药历是药师为参与药物治疗和实施药学服务而为患者建立的用药档案。它源于病历，但又有别于病历，是由药师填写，客观记录患者的用药方案、用药经过、药效表现、不良反应、治疗药物监测、各种医学实验室数据、药师对药物治疗的建设性意见、用药指导和对患者的健康教育忠告等内容，可以作为药师掌握用药情况的资料。

一、药历的作用和书写要求

药历是药师进行规范化药学服务的具体体现，是药师客观记录患者用药史和以患者为中心，发现、分析、解决药物相关问题的技术档案，也是开展个体化药物治疗的重要依据，药历的基本要求如下。

（1）客观、真实、准确、及时、完整及规范。

（2）使用规范的中文和医药学术语。对于通用的外文缩写和无正式中文译名等情况，可以使用外文。药品名称应当使用中文或英文通用名称。

（3）文字工整、字迹清晰、表述准确、语句通顺、标点正确，保证语句完整。

（4）书写过程中出现错别字时，应当用双线划在错字上，不应采用刮、粘、涂等方式掩盖。

（5）按照规定的内容书写，并由临床药师签名。培训学员书写的药历，应当经过药学带教老师和临床带教老师审阅、修改并签名。

（6）上级临床药师有审查修改下级临床药师书写药历的责任。带教老师有定期点评、修改带教学员书写药历的责任，修改时应当注明修改日期、修改人员签名，并保持原记录清楚、可辨。

（7）一律采用阿拉伯数字书写日期和时间，采用24小时制记录。

二、主要的药历模式

药师在实际工作中对药历记录的内容和详略程度，因建立药历的目的和用途不同会有差异，国内目前主要有以下几种模式。

1.中国药学会医院药学专业委员会推荐模式　2012年10月，中国药学会医院药学专业委员会结合国外模式出版了《中国药历书写原则与推荐格式（2012年版）》，共分三部分：门诊药历、住院药历和交给患者使用的药历。全程化药学服务模式对各类药师均适用，但更适合临床科研方向临床药师。推荐格式的内容主要如下。

（1）**基本情况**　患者姓名、性别、年龄、体重或体重指数、出生年月、病案号或病区病床号、医保和费用支付情况、生活习惯和联系方式。

（2）病历摘要　既往病史、体格检查、临床诊断、非药物治疗情况、既往用药史、药物过敏史、主要实验室检查数据、出院或转归。

（3）用药记录　药品名称、规格、剂量、给药途径、起始时间、停药时间、联合用药、进食与嗜好、药品不良反应与解救措施。

（4）用药评价　用药问题与指导、药学干预内容、药物监测数据、药物治疗建设性意见、结果评价等。此外，交给患者使用的药历则包括药师对患者用药教育原则及交给患者携带的用药手册。

2.中国医院协会药事管理专业委员会临床药师培训工作教学药历模式　内容主要如下。

（1）患者基本信息。

（2）主诉和现病史、一般情况、常规检查、特殊检查。

（3）既往病史、既往用药史、家族史、伴发疾病与用药情况。

（4）临床诊断要点。

（5）药物治疗日志（包括首次病程记录、患者病情变化与用药变更的情况记录、对变更后药物治疗方案的评价分析意见与药物治疗监护计划、用药监护计划执行情况与结果、会诊记录、药师介入情况与效果等）。

（6）药学带教老师和临床带教老师对日志的批改、点评意见，学员做的药物治疗总结。

练一练

【实训目的】

学会书写药历。

【实训材料】

准备相关病例信息、药历模板表。

【实训步骤】

1.教师讲解一例教学案例。

2.将学生随机分为4人一组，每组发放一份背景，学生完成药历书写，模板见表1-1。

3.每小组汇报撰写的药历，各小组点评药历完成情况，教师根据学生表现给出实训得分。

表1-1　教学药历

建立日期：　　年　月　日　　　　　　　　　　　　　　　　建立人：

姓名		性别		出生日期	年　月　日	住院号	
住院时间	年　　月　　日			出院时间		年　　月　　日	
籍贯		民族		工作单位			

续表

家庭电话/手机号		联系地址		邮编	
身高（cm）		体重（kg）		体重指数	
血型		血压（mmHg）		体表面积	
不良嗜好（烟、酒、药物依赖）					

主诉和现病史：
主诉、起病情况、主要症状、病情的发展与演变、诊疗经过、一般情况、常规检查、特殊检查。

既往病史：
本次入院以前的内容，包括预防接种及传染病史、手术外伤史及输血史、过去健康状况及疾病的系统回顾。

既往用药史：
填写本次入院以前患者所有药物使用的情况，包括药店购买的非处方药及偶尔使用的中草药制剂。尽量包括用药的途径及用药剂量。

家族史：
记录与疾病及药物治疗相关的内容，包括明确家族性的疾病危险因素、职业和工作环境有无毒物、粉尘、放射性物品接触史，生活习惯及嗜好（烟、酒、麻醉毒品）、使用量及年限；婚史、配偶健康状况、性生活状况；月经史、生育史。

伴发疾病与用药情况：
入院时仍需治疗的伴随疾病的症状、时间及演变过程，用药情况，各伴随症状之间尤其是与主要症状之间的关系。

过敏史：
含药物、食物及其他物品过敏史。

药物不良反应及处置史：
本次入院治疗中发生的药物不良反应与处置手段、结果。

入院诊断：

出院诊断：

初始治疗方案分析：
1.根据本次入院诊断所设计的初始治疗药物与治疗方案分析。
2.治疗过程中新出现的临床诊断及治疗方案分析，在"药物治疗日志"中记录。

初始药物治疗方案监护计划：
1.根据初始治疗方案所制订的药物治疗监护计划。
2.应包含对患者服药依从性的评估与建议。
3.治疗过程中根据新出现的临床诊断、治疗方案所制订的药物治疗监护计划，在"药物治疗日志"中记录。

其他主要治疗药物：
初始治疗方案外的主要治疗药物，随时填写。
药 物 治 疗 日 志
1.药物治疗日志记录内容应包括： （1）入院后首次病程内容已经在首页各栏目中体现，日志部分需记录入院时间和入院诊断； （2）患者住院期间病情变化与用药变更的情况记录（含治疗过程中出现的新的疾病诊断、治疗方案、会诊情况）； （3）对变更后的药物治疗方案的评价分析意见与药物治疗监护计划； （4）用药监护计划的执行情况与结果（包括药师参与情况与结果）； （5）出院带药情况。
2.每次记录应有签名，并注明记录时间（年、月、日），危重患者要记录时刻。
3.药学带教老师每周不少于两次对药物治疗日志进行点评，并用红色笔填写点评意见。
4.临床带教老师每周不少于一次对药物治疗日志进行点评，并用红色笔填写点评意见。
5.一般每3天书写记录一次，危重患者随时书写记录。
药 物 治 疗 总 结
药物治疗总结应包括： 1.出院时对完整治疗过程的总结性分析意见； 2.药师在本次治疗中参与药物治疗工作的总结； 3.患者出院后继续治疗方案和用药指导； 4.治疗需要的随访计划和应自行检测的指标。
临 床 带 教 老 师 评 语
对完整教学药历的评语：
药 学 带 教 老 师 评 语
对完整教学药历的评语：

项目二 医院药房处方分析及调剂

任务一 处方分析

处方分析概念：严格意义上更准确的说法是医院处方点评，主要是将整个合理用药管理根据医院的需要总结出三个管理规定：不规范处方、用药不适宜处方、超常处方。

一、问题处方的分类

1.不规范处方 有下列情况之一的，应当判定为不规范处方。

（1）处方的前记、正文、后记内容缺项，书写不规范或者字迹难以辨认的。

（2）医师签名、签章不规范，或者与签名、签章的留样不一致的。

（3）药师未对处方进行适宜性审核（处方后记的审核、调配、核对、发药栏目无审核调配药师及核对发药药师签名，或单人值班调剂未执行双签名规定）。

（4）新生儿、婴幼儿处方未写明日、月龄的。

（5）西药、中成药与中药饮片未分别开具处方的。

（6）未使用药品规范名称开具处方的。

（7）药品的剂量、规格、数量、单位等书写不规范或不清楚的。

（8）用法、用量使用"遵医嘱""自用"等含糊不清字句的。

（9）处方修改未签名并注明修改日期，或药品超剂量使用未注明原因和再次签名的。

（10）开具处方未写临床诊断或临床诊断书写不全的。

（11）单张门/急诊处方超过5种药品的。

（12）无特殊情况下，门诊处方超过7日用量，急诊处方超过3日用量，慢性病、老年病或特殊情况下需要适当延长处方用量未注明理由的。

（13）开具麻醉药品、精神药品、医疗用毒性药品、放射性药品等特殊管理药品处方未执行国家有关规定的。

（14）医师未按照抗菌药物临床应用管理规定开具抗菌药物处方的。

（15）中药饮片处方药物未按照"君、臣、佐、使"的顺序排列，或未按要求标注药物调剂、煎煮等特殊要求的。

2.用药不适宜处方　有下列情况之一的，应当判定为用药不适宜处方。

（1）适应证不适宜的。

（2）遴选的药品不适宜的。

（3）药品剂型或给药途径不适宜的。

（4）无正当理由不首选国家基本药物的。

（5）用法、用量不适宜的。

（6）联合用药不适宜的。

（7）重复给药的。

（8）有配伍禁忌或者不良相互作用的。

（9）其他用药不适宜情况的。

3.超常处方　有下列情况之一的，应当判定为超常处方。

（1）无适应证用药。

（2）无正当理由开具高价药的。

（3）无正当理由超说明书用药的。

（4）无正当理由为同一患者同时开具2种以上药理作用相同药物的。

二、处方分析的意义

处方点评对合理用药与个体化治疗具有非常重要的作用，能够改进医疗质量，提高药品临床应用管理和临床药物治疗水平，可促进医院的医药管理制度优化，降低患者的医药负担，产生更好的社会和经济效益。

三、处方点评

处方点评是近年来在中国医院管理系统中逐步发展起来的用药监管模式，是医院将医生处方用药过程中对临床处方进行综合统计分析，从不同层面和不同角度反映医疗机构处方工作的整体和细分情况，为医疗机构管理层进行决策提供科学的数据支持，以达到合理用药、用药监测、管理的目的。处方点评主要通过六项点评指标达到多层次管理：单张处方的药品的数量、药品使用是否符合适应证、国家基本药物的使用比例、抗菌药物的使用比例、注射剂型的使用比例、不合理用药比例。处方、医嘱点评流程及抗菌药物专项点评流程分别如图2-1、2-2所示。

门诊处方点评（每个月随机抽取门诊处方100份进行点评；并结合上月数据，每月由医务处组织对两个以上科室进行重点点评，每科抽取约100张门诊处方）

急诊处方点评（由药学部每月随机抽取急诊处方100份进行点评）

住院患者医嘱抽取与点评（每月每个主诊组不少于3份；并结合上月数据，每月由医务处组织临床药学室对两个以上科室进行重点点评，每科抽取约100份住院病历医嘱）

↓

医务处、药学部组织临床药师进行汇总、统计、分析

↓

院长点评（总结及提出整改措施）

↓

院周会点评通报　　　医务处　　　药学部

医务处：
考核办公室（财务处对临床科室奖罚）

临床科室医嘱点评（临床科室主任、医务人员参加）

药学部：
药学部、监察室与相关人员谈话并提出相关整改意见

↓

临床反馈（点评后整改情况）

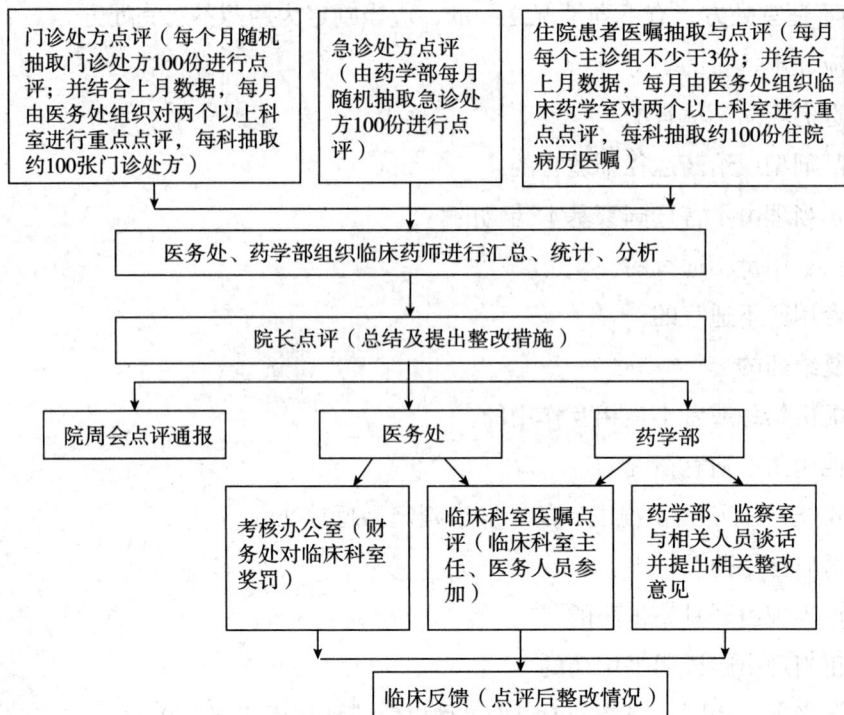

图 2-1　处方、医嘱点评流程

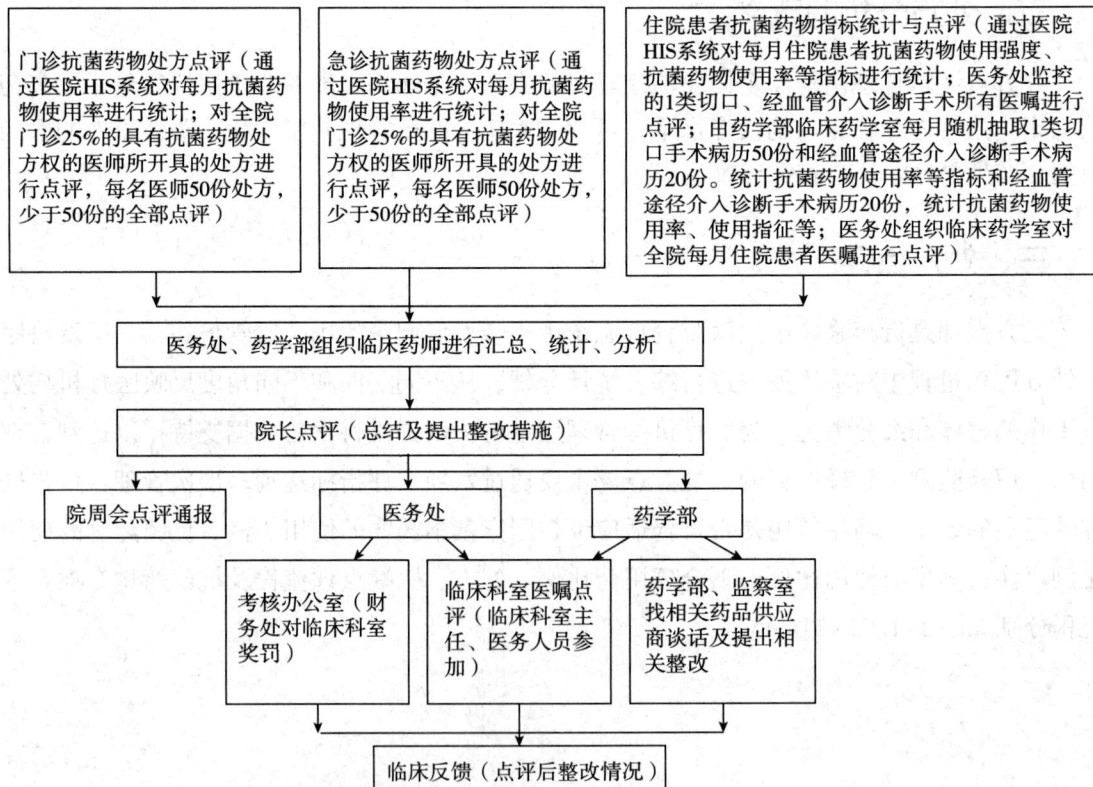

门诊抗菌药物处方点评（通过医院HIS系统对每月抗菌药物使用率进行统计；对全院门诊25%的具有抗菌药物处方权的医师所开具的处方进行点评，每名医师50份处方，少于50份的全部点评）

急诊抗菌药物处方点评（通过医院HIS系统对每月抗菌药物使用率进行统计；对全院门诊25%的具有抗菌药物处方权的医师所开具的处方进行点评，每名医师50份处方，少于50份的全部点评）

住院患者抗菌药物指标统计与点评（通过医院HIS系统对每月住院患者抗菌药物使用强度、抗菌药物使用率等指标进行统计；医务处监控的1类切口、经血管介入诊断手术所有医嘱进行点评；由药学部临床药学室每月随机抽取1类切口手术病历50份和经血管途径介入诊断手术病历20份。统计抗菌药物使用率等指标和经血管途径介入诊断手术病历20份，统计抗菌药物使用率、使用指征等；医务处组织临床药学室对全院每月住院患者医嘱进行点评）

↓

医务处、药学部组织临床药师进行汇总、统计、分析

↓

院长点评（总结及提出整改措施）

↓

院周会点评通报　　　医务处　　　药学部

医务处：
考核办公室（财务处对临床科室奖罚）

临床科室医嘱点评（临床科室主任、医务人员参加）

药学部：
药学部、监察室找相关药品供应商谈话及提出相关整改

↓

临床反馈（点评后整改情况）

图 2-2　抗菌药物专项点评流程

找一找

　　请同学们利用网络资源每人查找10张处方，观察处方的颜色、开具的内容，辨别是否为合理处方，若是不合理处方，请指出不合理之处，并对该不合理处方进行定义，拍照提交到"云课堂"。

练一练

【实训目的】

　　能对处方进行正确的审核，对不合理的处方进行干预并做好处方干预记录、统计和分析。

【实训材料】

　　常见病处方、常用药品、处方点评登记表。

【实训步骤】

　　1.将学生随机分为4人一组，每组发放4张处方，每张处方计时10分钟，学生进行分析。

　　2.对问题处方进行汇总、分析，提出合理化建议，并填写处方点评登记表。

【实训内容】

　　1.教师现场发放处方，请分析下列处方是不规范处方还是不适宜处方，对于不合理处方，要点评处方的规范性和适宜性，详尽指出处方中的所有不规范和（或）不适宜之处并说明理由，同时给出合理性建议，并填写审方解析表（表2-1）。

处方一

科室：×× 　　门诊号：123456 　　费别：×× 　　　普通

姓名：×× 　　性别：女 　　年龄：48岁

临床诊断：癫痫、肺炎 　　开具日期：2023.01.02

Rp:

1.盐酸莫西沙星片400mg

用法：口服用药bid（1日2次）1次400mg

2.对乙酰氨基酚片0.5g

用法：口服用药tid（1日3次）1次0.5g

3.卡马西平片0.1g

用法：口服用药tid（1日3次）1次0.1g

医师： 　　审核：李红 　　药价：××

调配：李红 　　核对/发药药师：陈杰

处方二

<table>
<tr><td colspan="3"></td><td>儿科</td></tr>
<tr><td>科室：消化内科</td><td>门诊号：123456</td><td colspan="2">费别：××</td></tr>
<tr><td>姓名：××</td><td>性别：女</td><td colspan="2">年龄：28个月（14kg）</td></tr>
<tr><td>临床诊断：急性胃肠炎、发热</td><td colspan="3">开具日期：2023.01.02</td></tr>
</table>

Rp:

1.小儿电解质补给注射液100ml

用法：静脉滴注st（立即）1次100ml

2.氯化钾注射液1g 10ml

用法：静脉滴注st（立即）1次1g

3.小儿布洛芬栓50mg*8

用法：外用bid（1日2次）1次50mg

医师：　　　　审核：李红　　　　药价：××

调配：李红　　　核对/发药药师：陈杰

处方三

<table>
<tr><td colspan="3"></td><td>普通</td></tr>
<tr><td>科室：呼吸科</td><td>门诊号：12345</td><td colspan="2">费别：××</td></tr>
<tr><td>姓名：××</td><td>性别：男</td><td colspan="2">年龄：55岁</td></tr>
<tr><td colspan="4">临床诊断：缺铁性贫血，便秘，肺部感染，肺部急性感染</td></tr>
<tr><td colspan="4">开具日期：2023.01.05</td></tr>
</table>

Rp:

1.维铁缓释片复方制剂

用法：口服qd（1日1次）1次1片饭前

2.左氧氟沙星片0.5g

用法：口服qd（1日1次）1次0.5g

医师：张晓明　　　审核：李红　　　药价：××

调配：刘强　　　　核对/发药药师：陈杰

处方四

			普通
科室：内分泌科	门诊号：123456	费别：××	
姓名：××	性别：女	年龄：67岁	
临床诊断：2型糖尿病，慢性腹泻，冠心病		开具日期：2023.01.02	

Rp：

1.银杏叶片9.6mg*36

用法：口服bid（1日2次）1次3片

2.阿司匹林肠溶片100mg*30

用法：口服qd（1日1次）1次100mg

3.门冬胰岛素注射液3ml:300U

用法：静脉推注bid（1日2次）1次10U

4.伏格列波糖分散片0.2mg*30

用法：口服tid（1日3次）1次0.3mg

5.灯盏花素片20mg*36

用法：口服tid（1日3次）1次2片

医师：	审核：李红	药价：××
调配：李红	核对/发药药师：陈杰	

处方五

			儿科
科室：儿科	门诊号：123456	费别：××	
姓名：××	性别：女	年龄：14个月（7.6kg）	
临床诊断：急性腹泻		开具日期：2023.01.02	

Rp：

1.口服补液盐Ⅲ5.125g*6

用法：口服prn（必要时）1次100ml

2.蒙脱石散3g*10

用法：口服bid（1日2次）1次3g

医师：	审核：李红	药价：××
调配：李红	核对/发药药师：陈杰	

处方六

儿科

科室：消化内科　　　　门诊号：123456　　　费别：××

姓名：××　　　　　　性别：女　　　　　　年龄：28个月（14kg）

临床诊断：急性胃肠炎、发热　　　　　　开具日期：2023.01.02

Rp:

1.小儿电解质补给注射液100ml

用法：静脉滴注st（立即）1次100ml

2.氯化钾注射液1g10ml

用法：静脉滴注st（立即）1次1g

3.小儿布洛芬栓50mg*8

用法：外用bid（1日2次）1次50mg

医师：　　　　　审核：李红　　　　　药价：××

调配：李红　　　　核对/发药药师：陈杰

处方七

儿科

科室：××　　　　　　门诊号：123456　　　费别：XX

姓名：××　　　　　　性别：男　　　　　　年龄：12岁（40kg）

临床诊断：急性胃肠炎，1型糖尿病　　　　开具日期：2023.01.02

Rp:

1.小儿肠胃康颗粒5g*18

用法：口服tid（1日3次）1次2袋

2.复方消化酶胶囊20粒

用法：外用tid（1日3次）1次1粒

3.二甲双胍肠溶片0.5g*30粒

用法：口服bid（1日2次）1次1粒

医师：　　　　　审核：李红　　　　　药价：××

调配：李红　　　　核对/发药药师：陈杰

处方八

			普通
科室：精神科	门诊号：123456	费别：××	

姓名：××	性别：男	年龄：72岁

临床诊断：脑梗死，癫痫，肾移植术后	开具日期：2023.01.02

Rp:

1.硫酸氢氯吡格雷片75mg

用法：口服用药qd（1日1次）1次75mg

2.阿托伐他汀钙片20mg

用法：口服用药qd（1日1次）1次20mg

3.苯妥英钠片0.1g

用法：口服用药tid（1日3次）1次0.1g

4.环孢素软胶囊50mg

用法：口服用药bid（1日2次）1次50mg

5.石杉碱甲片50ug

用法：口服用药bid（1日2次）1次100μg

医师：	审核：李红	药价：××
调配：李红	核对/发药药师：陈杰	

处方九

			儿科
科室：××	门诊号：123456	费别：××	

姓名：××	性别：女	年龄：15岁

临床诊断：骨折术后感染、癫痫	开具日期：2023.01.02

Rp:

1.卡马西平片0.1g*14

用法：口服bid（1日2次）1次3片

2.甲磺酸左氧氟沙星氯化钠注射液0.2g/100ml

用法：静脉滴注bid（1日2次）1次0.2g

医师：	审核：李红	药价：××
调配：李红	核对/发药药师：陈杰	

处方十

			普通
科室：××	门诊号：123456	费别：××	

科室：××　　　　　　　门诊号：123456　　　　　　费别：××

姓名：××　　　　　　　性别：女　　　　　　　　　年龄：48岁

临床诊断：癫痫、肺炎　　　　　　　　　　　　开具日期：2023.01.02

Rp:

1.盐酸莫西沙星片400mg

用法：口服用药bid（1日2次）1次400mg

2.对乙酰氨基酚片0.5g

用法：口服用药tid（1日3次）1次0.5g

3.卡马西平片0.1g

用法：口服用药tid（1日3次）1次0.1g

医师：　　　　　　审核：李红　　　　　　药价：××

调配：李红　　　　核对/发药药师：陈杰

处方十一

	普通

科室：××　　　　　　　门诊号：123456　　　　　　费别：××

姓名：××　　　　　　　性别：女　　　　　　　　　年龄：75岁

临床诊断：糖尿病，帕金森病　　　　　　　　　开具日期：2023.01.02

Rp:

1.酒石酸美托洛尔片25mg*20

用法：口服qd（1日1次）1次25mg

2.单硝酸异山梨酯分散片20mg*48

用法：含服tid（1日3次）1次20mg

3.盐酸曲美他嗪缓释片35mg*30

用法：口服bid（1日2次）1次35mg

4.盐酸二甲双胍片0.5g*20

用法：口服tid（1日3次）1次0.5g

医师：　　　　　　审核：李红　　　　　　药价：××

调配：李红　　　　核对/发药药师：陈杰

处方十二

普通

| 科室：精神科 | 门诊号：123456 | 费别：×× |

姓名：×× 性别：男 年龄：70岁

临床诊断：血管性痴呆，帕金森病 开具日期：2023.01.02

Rp:

1.吡拉西坦片 0.4g*100 片

用法：口服 tid（1日3次）1次0.8g

2.多巴丝肼片 0.25g*40 片

用法：口服 qd（1日1次）1次0.25g

医师： 审核：李红 药价：××

调配：李红 核对/发药药师：陈杰

处方十三

普通

科室：感染科 门诊号：123456 费别：××

姓名：×× 性别：男 年龄：17岁

临床诊断：尿路感染、慢性便秘 开具日期：2023.01.02

Rp:

1.头孢丙烯分散片 0.25g*6 片/盒

用法：口服，0.25g，bid

2.凝结芽孢杆菌活菌片 350mg*25 片/盒

用法：口服，1050mg，tid

医师： 审核：李红 药价：××

调配：李红 核对/发药药师：陈杰

处方十四

			普通
科室：消化内科	门诊号：123456	费别：××	

姓名：×× 性别：女 年龄：65岁

临床诊断：反流性食管炎、慢性浅表性胃炎 开具日期：2023.01.02

Rp:

1.泮托拉唑钠肠溶胶囊 20mg*14粒/盒

用法：口服，40mg，qd

2.硫糖铝混悬凝胶 1g*12袋/盒

用法：口服，1g，tid

3.枸橼酸莫沙必利片 5mg*10片/盒

用法：口服，5mg，tid

医师： 审核：李红 药价：××

调配：李红 核对/发药药师：陈杰

处方十五

			普通
科室：呼吸科	门诊号：123456	费别：××	

姓名：×× 性别：女 年龄：5岁（23kg）

临床诊断：急性支气管炎并发细菌感染、癫痫 开具日期：2023.01.02

Rp:

1.头孢克肟片 50mg*6片/盒

用法：口服100mg，bid

2.丙戊酸钠口服溶液 300ml*1/瓶

用法：口服3ml，bid

3.对乙酰氨基酚片 500mg*12片/瓶

用法：口服1片，prn

医师： 审核：李红 药价：××

调配：李红 核对/发药药师：陈杰

处方十六

			普通
科室：精神科	门诊号：123456	费别：××	
姓名：××	性别：女	年龄：64岁	
临床诊断：癫痫、失眠抑郁症		开具日期：2023.01.02	

Rp:

1.丙戊酸钠缓释片 0.5g*30片/盒

用法：口服，25mg，bid

2.艾司唑仑 1mg*14片

用法：口服，2mg，qd（睡前）

3.盐酸阿米替林片 25mg*30片

用法：口服，25mg，bid

医师：　　　　　审核：李红　　　　　药价：××

调配：李红　　　核对/发药药师：陈杰

表2-1　审方解析表

处方_____	填写内容
审核结果	合理处方（　）　不合理处方（　）
不合理处方	不规范处方（　）不适宜处方（　）二者兼是（　）
	写出处方中的所有不规范和（或）不适宜之处并说明理由，同时给出合理性建议：
审方人	

2.每个小组根据分配到的处方进行处方点评，完成处方点评登记表（表2-2）。

表2-2 处方点评登记表

_____年_____月处方点评登记表

编号	处方医师	处方问题			
		不规范处方	不适宜处方	超常处方	其他
1					
2					
3					
4					
点评人					

💭 **思一思**

1.处方的基本结构有哪些？

2.不同颜色的处方有哪些特点？

3.处方审核中发现有不规范、不适宜的处方应当如何做？

任务二　处方调剂

一、处方调剂基本程序

药师在处方调剂过程中，应根据《处方管理办法》的要求，严格遵守处方调剂原则，重视处方审查，正确调配处方，严格防范差错。

收取电子/纸质处方后按以下流程进行调剂。

1.审核处方　包括处方形式审核和用药适宜性审核。处方经药师审核后，如发现药品滥用或用药失误，应拒绝调配，并及时告知处方医师，但不得擅自更改或者配发代用药品。即药师无权更换药物，不得擅自更改处方。对于发生严重药物滥用和用药失误的处方，药师应按有关规定报告。

2.划价　药房给患者的药方计价。

3.调配

（1）调配西药方剂，禁止直接用手接触药品；调配中药方剂称量要准确，不得估量取药，重量误差一般不超过5%，按处方药味顺序调配，以便核对。

（2）严禁调配发霉、变质、虫蛀药品。

（3）中药方剂中先煎、后下等需特殊煎服的药品，应单独包装注明，坚硬药品应破碎。

（4）药品容量应准确，包装应完整，标签应清楚，用法和注意事项要写明。

（5）中药调配要避免药箱间串药，称药后及时把药箱放回原处。

（6）调配完毕应自己检查核对一遍，并在处方上签字或盖章。

4.核对　核对过程中要注意患者姓名、年龄、药品名称、规格、剂量、用法、用量等信息。核对剂量时，对老人和儿童患者尤应仔细。

5.发药及指导用药

（1）发药时要核对患者姓名，警惕重名现象。

（2）仔细交代服药方法和注意事项。

（3）如有先煎、后下等需要特殊煎服药品要交代清楚。

（4）发现问题，及时纠正。

二、处方调配原则

（1）处方调配必须做到"四查十对"，确保调配的处方和发出的药剂准确无误：①查处方，对科别、姓名、年龄；②查药品，对药名、剂型、规格、数量；③查配伍禁忌，对药品性状、用法用量；④查用药合理性，对临床诊断。

（2）接到处方需认真审方，特别是对高浓度电解质、化疗药物等高危药品，听似、看似等易混淆的药品及药品的配伍禁忌情况要重点关注，核对、看清标识，将药品装入高危药品专用袋中并告知患者或护士注意用法用量，予以提醒。

（3）药品使用遵循"先拆先用、先到先用"的原则，发出药品应注明患者姓名、药品名称、用法、用量；拆零药品还应注明药品的有效期、仅供本次医嘱使用等。

（4）药品调配后药师核对，将调配好的药品交给核对药师，处方调配处显示电子签名，调配特殊管理药品必须在处方调配处签全名，字迹清晰。

（5）药品核发岗位应由经过资格认定并具有实际工作经验的药师职称以上人员担任。

（6）接到调配好的药品后，应对处方和药品进行认真核对，严格执行"四查十对"，杜绝差错的发生；发药复核率要达100%，出门差错小于万分之一。

（7）复核确认无误后，发药给患者。发药时，态度和蔼、耐心，将使用方法（药品用量、间隔时间、用法、注意事项等）向患者交代清楚，对需冷藏药品需配发冰袋，药品清单盖上"现已配冰袋，请回去后放入2～8℃冰箱中保存"专用章。将药品数量逐一点清，放入袋中装好，在药品清单上盖上"药已发全，请当面核对"专用章一并交给患者。

（8）药品核发后，药师必须在处方复核处签全名，字迹清晰。

（9）特殊管理药品处方，专人调配、专人复核，做好登记、统计工作。

（10）做好配方准备工作，保持配方区整洁、卫生，下班整理好工作场所。

练一练

【实训目的】

学会药品调配基本操作。

【实训材料】

1.教师准备常用的基本药品，对模拟药房进行处方调剂场景的布置。

2.教师发放模拟药房中相对应药品处方，学生进行调剂。

【实训步骤】

1.进行分组角色扮演（一组同学扮演药学技术人员，对处方进行审核、调配、核对发药；另一组同学扮演患者）。

2.按照处方调剂的基本程序，扮演药学技术人员的同学完成处方调剂过程。

3.教师根据学生完成情况进行点评并给出实训成绩，学生能根据提供的处方进行药品调剂，调剂过程中需注意剂型、规格，并能对用法用量进行用药指导。调剂过程中出现剂型或规格错误扣2分/次，用法用量交代错误扣2分/次。

思一思

1.药师为什么要按照流程调剂处方并保证处方质量？

2.结合自身购买药物的经历，想一想调剂过程中需要注意哪些事项？将答案上传至"云课堂"讨论区。

项目三 药品的仓储管理与陈列

任务一 药品的仓储管理

药品质量的好坏直接影响人民群众的生命健康，药品质量与其储存养护有着很大的关系。药品的储存条件不适宜、保管方法不适当也是药品变质的重要原因。只有全面了解药品变质的原因，才能积极地创造条件，选择科学的储存方法，确保临床用药安全有效。

一、药品的入库

药品必须经验收符合规定才可入库，对于货单不符，质量异常，包装不牢、破损、标志模糊等情况有权拒绝入库并报告质量管理部门处理。

1.采购

（1）编制药品采购计划 应先进行药品货源和销售趋势的调查，了解本医疗机构药品实际库存情况，适销对路是购进工作最本质的要求。药品采购计划的内容主要包括药品的品种、规格、数量、费用、购进时间、采购方式、供应商确定等。

（2）供应商资质审核 医疗机构必须从具有药品生产、经营资格的企业购进药品。医疗机构使用的药品应当按照规定由专门部门统一采购，禁止医疗机构其他科室和医务人员自行采购。

医疗机构购进药品应当查验供货单位的《药品生产许可证》或者《药品经营许可证》及《营业执照》、所销售药品的批准证明文件等相关证明文件，并核实销售人员持有的授权书原件和身份证原件，应当妥善保存首次购进药品加盖供货单位原印章的前述证明文件的复印件，保存期不得少于5年。

（3）药品采购合同签订 药品购销合同一经签订，并加盖双方合同专用章后，即产生法律效力，双方必须认真履行其义务。签订药品采购合同的主要条款与合同内容包括：①确定采购的内容和数量；②明确合同中的质量条款；③协议价款和付款方式；④确定合同期限、地点和方式；⑤确定采购药物的验收方法；⑥确定违约责任及解决合同纠纷方式；⑦其他约定事项。

（4）购进记录 医疗机构购进药品时应当索取、留存供货单位的合法票据，并建立购进记录，做到票、账、货相符。合法票据包括税票及详细清单，清单上必须载明供货单位名称、药品名称、生产厂商、批号、数量、价格等内容，票据保存期不得少于3年。

2.收货 药品到货时，检查药品的运输工具和运输状况。根据药品采购记录（采购订单）对药品随货同行单（票）进行查验。检查药品是否完好，将检查合格的药品放置于相应的收货验收区域内，将待验药品按批号码放。收货人员要将收到货的基本信息参照采购订单，在计算机系统中形成收货清单。

药品采购与收货流程如图3-1所示。

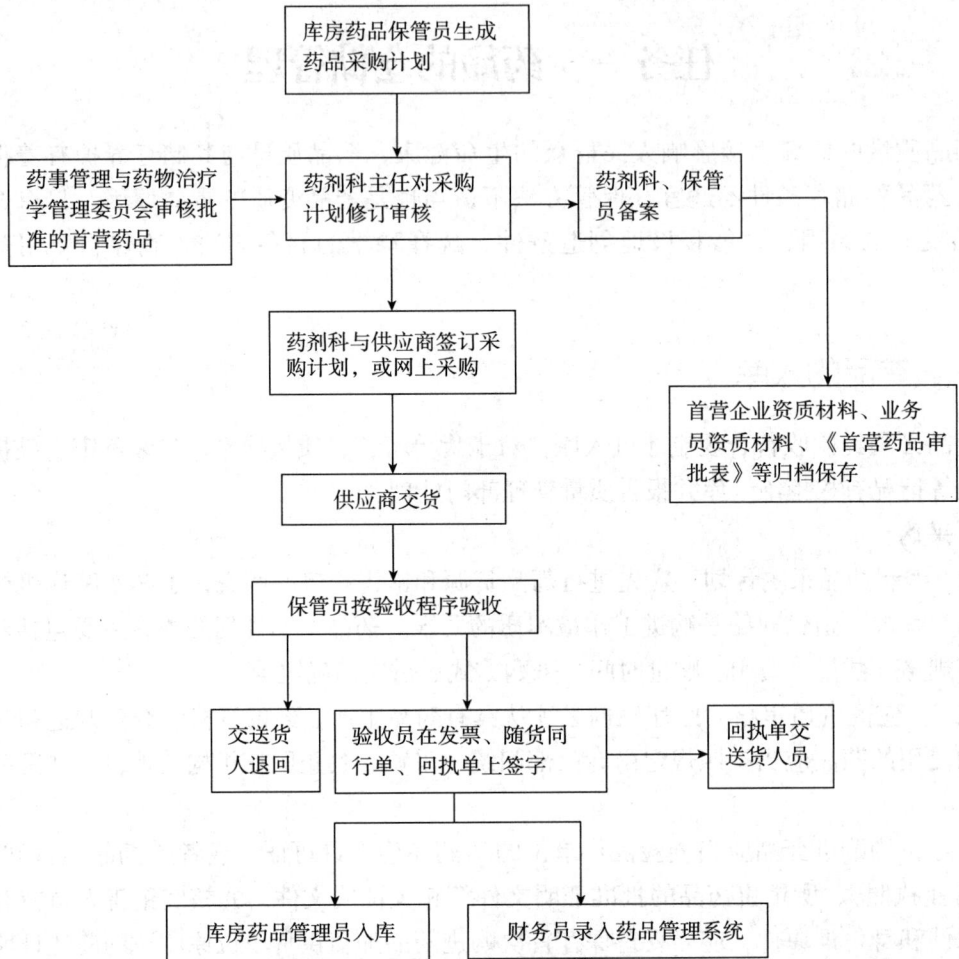

图3-1 药品采购与收货流程图

3.验收 包括药品的名称、剂型、规格、批准文号、批号、生产日期、有效期、标签、说明书、外观质量以及相关证明文件等内容，检查合格方可入库。需要冷链运输的药品到货时，应当对其运输方式及运输过程的温度记录、运输时间等质量控制状况进行重点检查并记录，不符合温度要求的应当拒收。

（1）药品的外观质量检查 外观检查最常用比较法，是建立在合格药品与不合格药品对照比较的基础上的一种方法。检查时将包装容器打开，对药品的剂型、颜色、味道、气味、形态、重量、粒度等情况进行重点检查。

（2）有效期 药品有效期按照年、月、日的顺序标注，年份用四位数字表示，月、日用两位数表示。其具体标注格式为"有效期至××××年××月"或者"有效期至××××年××月××日"。

4.上货 药品核对完毕，根据手提终端上显示的货位信息，找到相关货架上货位标签，输入实际数量后按"提交"完成上架。属于电子监管品种的（包括中药注射剂、血液制品、疫苗、第二类精神药品、含麻黄碱类复方制剂、含可待因复方可服溶液、含地芬诺酯复方制剂、复方甘草片、基药品种等），需用手提终端扫描其外包装上的药品电子监管码后再上架。如整件外包装或成条中包装上有监管码，可只扫描包装上的监管码，否则均需逐一扫描小包装上的电子监管码，不得遗漏。

二、药品的出库

1.收取出库单 药品出库单根据药房申领单打印出库单，出库单一式三联（药库保管、药库会计、领药部门各一联），药品出库单必须注明部门名称、品名、规格、数量、批号、效期、单价、总金额。

2.检药 根据出库单对药品的质量、数量和项目从各货位检出药品，并加以集中为发货做准备。

3.核对、包装 药品保管员核对出库凭证，无误后发货交各药房与单据核对，双方签字。

4.发货 应按照药品"先进先出、近期先出、易变先出"的原则执行，发货单发货完毕后，在发货单上签字，将货交给复核人员复核，复核员必须按发货清单逐一核对品种、批号，对实物进行质量检查和数量、项目的核对。核对无误后在发货单上签字或盖章后方可出货。

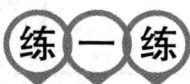

练一练

【实验目的】
能对药品进行有效的养护。

【实训材料】
温度计、湿度计、药品、出入库相关表格、温湿度登记表、仓库药品养护记录表。

【实训步骤】
1.班级学生分成几个小组，每组4~5人，每个学生分别扮演仓库保管员，对验收合格的药品进行分库分区分类合理储存。

2.检测库房温、湿度，如果超标，采取适当调控措施并填写库房温、湿度记录（表3-1）。

表3-1 库房温、湿度记录

区域：＿＿＿＿＿＿ 适宜温度范围：＿＿＿＿＿＿ 湿度范围：＿＿＿＿＿＿

调控措施：＿＿＿＿＿＿＿＿＿＿ 记录人：＿＿＿＿＿＿

日期	上午				下午			
	温度（℃）	湿度（%）	采取措施后		温度（℃）	湿度（%）	采取措施后	
			温度（℃）	湿度（%）			温度（℃）	湿度（%）

3.在待验区对到货药品进行样品抽取，对样品包装、标签、说明书、外观质量等逐一进行检查、核对，填写养护记录（表3-2）。

表3-2 库房药品养护记录

检查日期	药品名称	规格	数量	生产企业	生产批号	有效期	存放地点	质量情况	处理意见	养护员

4.根据不同药物的特点进行药品摆放。

5.教师抽查药品储存情况，进行答疑和总结。

思一思

做好药品仓储的意义是什么？

任务二 药品的陈列原则

1.分类摆放，分区管理原则

（1）按剂型、用途以及储存要求分类陈列，并设置醒目标志，类别标签字迹清晰、放置准确。

（2）药品放置于货架（柜），摆放整齐有序，避免阳光直射。

（3）处方药、非处方药分区陈列，并有处方药、非处方药专用标识。

（4）处方药不得采用开架自选的方式陈列和销售。

（5）外用药与其他药品分开摆放。

（6）拆零销售的药品集中存放于拆零专柜或者专区。

（7）含麻醉药品、含特殊药品复方制剂、曲马多口服复方制剂陈列于含特药品专柜。例如氨酚待因片（Ⅱ）、复方甘草片等。

（8）第二类精神药品、毒性中药品种和罂粟壳不得陈列。

（9）冷藏药品放置在冷藏柜中（2~10℃），阴凉药品陈列于阴凉柜中（不超过20℃）。

（10）中药饮片存放于中药饮片专区。中药饮片柜斗谱的书写应当正名正字：装斗前应当复核，防止错斗、串斗；应当定期清斗，防止饮片生虫、发霉、变质；不同批号的饮片装斗前应当清斗并记录。

（11）药品与非药品分开，非药品应当设置专区，与药品区域明显隔离，并有醒目标志。

2.易取易见原则 药店陈列的主要目的是让顾客和店员很容易能看到、找到、拿到药品。易取易见原则可以有效缩短顾客挑选药品和店员拿取药品的时间，加快交易完成，提高经营效率。在陈列过程中应保证每个陈列的单品均能实现这一基本要求。

（1）药品正面应正立或调整角度使正面朝向顾客。货架或柜台下层不易看到的药品应前进陈列或倾斜陈列，货架上层不易陈列过高药品。单品陈列时遵守"能立不躺"原则，尤其超过50ml的液体制剂应正立放置，不能倒置。

（2）同种药品陈列面朝向应一致，相邻两种药品之间的分界线应一目了然，严禁交叉混放。

（3）包装相似的不同药品应分开陈列，避免混淆拿错药品。

（4）同类药品陈列时注意细分小类和剂型相对集中，作用机制相同的药品相对集中陈列，固体制剂与液体制剂相对集中陈列，如消化系统用药里治疗胃病药与肠道疾病用药相对集中陈列，胃药里中和胃酸药、抑制胃酸药、胃黏膜保护药、促胃动力药等再相对集中陈列。

3.满陈列原则 药品陈列的种类和数量要丰富、充足，所有陈列药品都前进陈列（靠前陈列），药品排列面整齐展开，井然有序，防止货架缺货、及时补上货是满陈列原则的保证。

4.**同一品牌垂直陈列原则**　将同一品牌药品沿上下垂直方向陈列在货架不同层次上，使每个药品平等享有每层货架位置，避免底层药品因位置原因滞销。具体原则如图3-2所示。

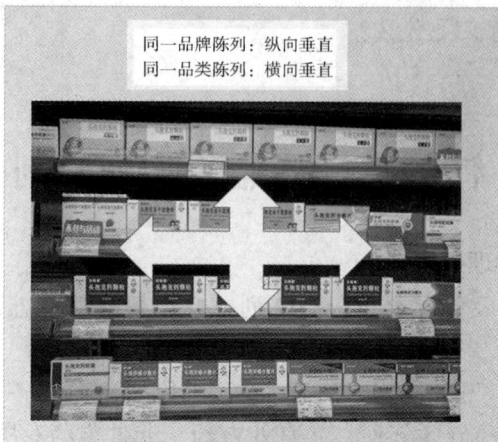

图3-2　药品分布原则

5.**先近先出原则**　药品按照有效期进行销售，近期先出、先产先出。同种药品陈列和补上货时要查看在架药品和补架药品的有效期，有效期近的药品放前排，有效期远的放后排，保证药品先产先出，防止因陈列位置不能及时更新造成药品过期，产生损失。

6.**关联陈列原则**　是按药品功能、使用对象、用法等关联关系，将药品组合起来陈列，达到互补或延伸的作用。如皮肤科内服药与皮肤科外用药相近陈列，感冒用药与清热解毒药、呼吸系统用药相近陈列，维生素类药与矿物质类药组合陈列，儿童用药、妇科用药组合陈列。关联性药品相近陈列在通道的两侧或同一通道、同一方向的不同货架上，都可以方便店员介绍和顾客选购，起到促进销售的作用。

7.**主辅结合陈列原则**　主要是高周转率的药品带动低周转率的药品销售。使顾客选购药品有对比空间，也使店员推销有主力方向和说服力，同时也增加药店收入和毛利。

8.**季节性陈列原则**　是在不同季节把当季的商品或药品陈列在醒目的位置，用来吸引顾客，促进销售。季节性陈列可以利用橱窗、端架、堆头、促销推车等方式进行，陈列时注意陈列面、陈列量要大，并配挂POP广告，用花环、气球等装饰烘托季节气氛，吸引顾客注意，促进季节性商品销售。

练 一 练

【实训目的】

学会药品分类陈列的操作。

【实训材料】

1.教师准备常用的基本药品200个，对模拟药房进行药品陈列货架的布置。

2.教师抽取备用药品中的50个药盒，学生进行药品陈列。

【实训步骤】

1.随机对学生进行排序，准备4组货架，每组4位同学同时操作。

2.按照GSP的规定及药品分类存放的原则，在6分钟内，按照GSP规定以及药品分类存放的原则，将50种药品分区分类正确摆放在货架上。

3.教师根据学生完成情况，依据表3-3进行评分并给出学生的实训成绩。

表3-3　药品陈列评分表

评价要素	考核要求	评分标准	扣分	得分
分区分类摆放	1.分区域摆放：药品与非药品；内服药与外用药；处方药与非处方药；需冷藏与非冷藏；拆零药品；含特殊成分药品复方制剂 2.按药品作用、用途分类摆放：同作用剂型相对集中；包装易混淆药品应分隔；近效期在前；不要求中药与西药分开	药品与非药品混放（每个扣3分）		
		内服药与外用药混放（每个扣3分）		
		处方药与非处方药混放（每个扣3分）		
		含特殊成分药品混放（每个扣3分）		
		冷藏药品未放置冷藏专柜（每个扣3分）		
		不同作用机理的药品放混（每个扣2分）		
		拆零药品未单独区域摆放（每个扣1分）		
整齐摆放	1.同一药品摆放在一起（前后摆放，但不得有间隙，且近效期在前） 2.商品正面向前，不能倒置 3.50ml以上的液体剂型应立放，不能卧放 4.易混淆药品应分隔摆放	同一药品未摆放在一起（每个扣1分）		
		同一药品近效期未摆放在前（每个扣1分）		
		药品正面未向前（每个扣1分）		
		药品倒置（每个扣1分）		
		超过50ml的液体制剂未立放（每个扣1分）		
		包装类似或名称易混淆的药品未分隔（每个扣1分）		
其他	50种药品全部上货架	未放在货架上的药品（每个扣3分）		
说明：药品陈列评分满分100分，采用扣分制，扣完为止				
合计：				
班级：　　　　学号：　　　　姓名：				

? 思一思

1.药店中做好药品陈列的意义是什么？

2.药店中的药品陈列还有哪些其他特点？

项目四　常见慢性病及药物治疗

慢性非传染性疾病，不是特指某种疾病，而是对一类起病隐匿、病程长且病情迁延不愈、缺乏确切的传染性生物病因证据、病因复杂，且有些尚未完全被确认的疾病的概括性总称。常见的慢性病主要有心脑血管疾病、癌症、糖尿病、慢性呼吸系统疾病，其中心脑血管疾病包含高血压、糖尿病和冠状动脉粥样硬化性心脏病（冠心病）等。慢性病的危害主要是造成脑、心、肾等重要脏器的损害，易造成伤残，影响劳动能力和生活质量，且医疗费用极其昂贵，增加了社会和家庭的经济负担。

任务一　高血压

一、认识高血压

高血压是以体循环动脉压［收缩压和（或）舒张压］升高、周围小动脉阻力增高为主要表现，常伴有心、脑、肾等靶器官损害的慢性全身性临床心血管综合征。该病也是心脑血管疾病最常见的危险因素，临床上可分为原发性及继发性两大类。

诊断标准：在未使用降压药物的情况下，非同日3次测量血压，收缩压≥140mmHg和（或）舒张压≥90mmHg。曾明确诊断高血压且正在接受降压药物治疗的≥65岁老年人，虽然血压＜140/90mmHg，但也应诊断为老年高血压，2021年《高血压基层合理用药指南》建议的标准见表4-1。

表4-1　2021年《高血压基层合理用药指南》建议的标准

类别	收缩压（mmHg）	舒张压（mmHg）
正常血压	＜120	＜80
正常高值	120～139	80～89
高血压	≥140	≥90
1级高血压（轻度）	140～159	90～99
2级高血压（中度）	160～179	100～109
3级高血压（重度）	≥180	≥110
单纯收缩期高血压	≥140	＜90

注：患者的收缩压与舒张压分属不同的级别时，以较高的分级标准为准。单纯收缩期高血压也可按照收缩压水平分为1、2、3级。

二、临床表现

原发性高血压通常起病缓慢，早期常无症状，缺乏特殊表现，部分患者可出现头晕、眩晕、疲劳等症状，但并非一定与血压水平相关。高血压后期由于血压持久升高可有心、脑、肾、血管等靶器官损害。主要包括左心室肥厚、心力衰竭、心绞痛、脑梗死、脑出血、高血压脑病、肾功能损害、视网膜渗出及出血和动脉瘤等。

三、流行病学

我国老龄化现象比较严重。截至2019年底，65周岁以上人口达到1.76亿，占全国总人口的12.6%，已超出国际老龄化标准线7%。根据国家心血管病中心发布的《中国心血管健康与疾病报告2022》，2012—2015年中国18岁以上居民高血压患病粗率为27.9%，中国成人高血压患病人数约为2.45亿，截至2019年，全国管理在册的高血压患者约1.09亿人。心脑血管疾病是我国居民的第一位死亡原因，而高血压是心脑血管疾病发生和死亡的首位危险因素。

高血压的流行病学表现如下。

（1）高血压患病率与年龄成正比，女性更年期前患病率低于男性，更年期后高于男性。

（2）有地理分布差异，与经济文化水平呈正相关。高纬度地区高于低纬度地区；高海拔地区高于低海拔地区。

（3）同一人群有季节性差异，冬季患病率高于夏季。

（4）与饮食习惯有关，人均盐和饱和脂肪摄入越高，平均血压水平也越高，经常大量饮酒者高于不饮或少饮者。

（5）患病率与人群肥胖程度和精神压力呈正相关，与体力活动水平呈负相关。

（6）高血压有一定的遗传基础，直系亲属（父母及亲生子女之间）血压有明显相关。不同种族和民族之间血压有一定的群体关系。

四、危险因素及风险评估

1.高血压的危险因素　包括遗传因素、年龄以及多种不良生活方式等多方面。

主要包括：①高钠、低钾膳食，超重和肥胖；②过量饮酒，包括危险饮酒（男性41～60g，女性21～40g）和有害饮酒（男性60g以上，女性40g以上）；③长期精神紧张；④其他危险因素，包括年龄、高血压家族史、缺乏体力活动，以及糖尿病、血脂异常、大气污染等。

2.高血压的风险评估　包括病史采集、体格检查、实验室检查、血压水平分级、心血管风险评估。

（1）病史采集　见表4-2。

表4-2 病史信息采集内容

病史采集	内容
病史	发病年龄、血压最高水平和一般水平、伴随症状、降压药使用情况及治疗反应
个人史	生活方式（饮食、酗酒、吸烟等），体力活动
既往史	了解有无冠心病、心力衰竭、脑血管病、外周血管病、糖尿病、痛风、血脂异常、支气管哮喘、肾脏疾病、甲状腺疾病等疾病及治疗情况
家族史	了解有无高血压、糖尿病、冠心病、脑卒中及其发病年龄等
社会心理因素	了解家庭、工作、个人心理、文化程度等情况

（2）体格检查　非同日3次测量血压，测量身高、体重、腰围、心率、心律。

（3）实验室检查

1）基本检查：血常规、尿常规、血生化（空腹血糖、血脂、血肌酐、血尿酸、血钾）、心电图。

2）推荐检查：餐后2小时血糖（空腹血糖增高者）、糖化血红蛋白（合并糖尿病者）、尿蛋白定量（尿蛋白定性阳性者）、尿微量白蛋白或白蛋白/肌酐比、24小时动态血压、超声心动图、颈动脉超声、肾脏超声、X线胸片、眼底检查、脉搏波传导速度、踝-肱指数。

（4）血压水平分级　见表4-3。

表4-3 血压水平分级

类别	收缩压（mmHg）	舒张压（mmHg）
理想血压	＜120	＜80
正常高值	120～139	80～89
1级高血压（轻度）	140～159	90～99
2级高血压（中度）	160～179	100～109
3级高血压（重度）	≥180	≥110
单纯收缩期高血压	≥140	＜90

（5）心血管风险评估

1）危险因素风险评估：见表4-4。

表4-4 危险因素评估内容

危险因素	内容
血压	血压（1～3级）
主要危险因素	主动或被动吸烟
	血脂异常：总胆固醇≥5.2mmol/L或低密度脂蛋白胆固醇≥3.4mmol/L或高密度脂蛋白胆固醇＜1.0mmol/L
	糖耐量受损：餐后2小时血糖7.8～11.0mmoL和（或）空腹血糖异常6.1～6.9mmol/L
	腹型肥胖：男性腰围≥90cm，女性腰围≥85cm或肥胖（体重指数≥28kg/m^2）
	早发心血管病家族史（一级亲属发病年龄＜50岁）等，其中高血压是目前最重要的心血管危险因素

续表

危险因素	内容
其他危险因素	高钠低钾膳食，饮酒
	超重和肥胖，缺乏体力活动
	精神紧张
	早发停经（年龄＜50岁）
	静息心率＞80次/分
盐摄入量评估	24小时尿钠＞100mmol/L（相当于食盐摄入量＞6.0g/d）

2）靶器官损害筛选：见表4-5。

表4-5　靶器官损害筛查指标

靶器官	指标
心脏	左心室肥厚：室间隔或左室后壁厚度≥11mm，或左心室质量指数：男性≥115g/m^2，女性≥95g/m^2
血管	颈动脉内膜中层厚度增厚（≥0.9mm）或斑块，颈动脉-股动脉脉搏波传导速度≥12m/s，踝-肱指数＜0.9
肾脏	肾小球滤过率降低：30～59ml（min·173m^2），或血清肌酐轻度升高：男性115～133μmol/L，女性107～124μmol/L，微量白蛋白尿30～300mg/24h或白蛋白/肌酐比值30～300mg/g

五、治疗药物

降压药物应用的基本原则：常用的五大类降压药物均可作为初始治疗用药，建议根据患者的危险因素以及合并临床疾病情况，进行个体化治疗。常用降压药物包括钙离子通道阻滞剂（CCB）、血管紧张素转化酶抑制剂（ACEI）、血管紧张素Ⅱ受体阻滞剂（ARB）、利尿剂和β受体阻滞剂五大类，以及由上述药物组成的固定配比复方制剂。

1. ACEI和ARB　ACEI类药物包括卡托普利、依那普利、贝那普利、赖诺普利、雷米普利等，ARB类药物包括缬沙坦、氯沙坦、替米沙坦等。两类药物降压机制是抑制肾素-血管紧张素-醛固酮系统（RAAS），降压作用明确，尤其适用于伴有心力衰竭、心肌梗死、糖尿病、慢性肾脏疾病的患者。用于蛋白尿患者，可降低尿蛋白，具有肾脏保护作用，但双侧肾动脉狭窄、肾功能不全及高血钾的患者禁用，妊娠或计划妊娠患者禁用。ACEI类药物易引起干咳，若无法耐受，可换用ARB。两类药物均有引起血管神经性水肿的可能，但罕见。

2. β受体阻滞剂　包括美托洛尔、普萘洛尔等，能选择性地与β肾上腺素受体结合、从而拮抗神经递质和儿茶酚胺对β受体的激动作用，可降低心率，尤其适用于心率偏快的患者，用于合并心肌梗死或心力衰竭的患者，可改善预后；用于冠心病、劳力性心绞痛患者，可减轻心绞痛症状。禁用于严重心动过缓患者、支气管哮喘患者。大剂量应用时对糖脂代谢可能有影响，高选择性β$_1$受体阻滞剂及α、β受体阻滞剂，如比索洛尔、美托洛尔、卡维地洛等对糖脂代谢影响较小。

3.CCB　最常用于降压的是二氢吡啶类CCB，如氨氯地平、硝苯地平缓释片或控释片、非洛地平缓释片等。降压作用强，耐受性较好，无绝对禁忌证，适用范围相对广，老年单纯收缩期高血压等更适用。常见的不良反应包括头痛、面部潮红、踝部水肿、心跳加快、牙龈增生等。

4.利尿剂　噻嗪类利尿剂较为常用。尤其适用于老年人、单纯收缩期高血压及合并心力衰竭的患者。噻嗪类利尿剂的主要不良反应是低钾血症，且随着利尿剂使用剂量增加，低钾血症发生率也相应增加，因此建议小剂量使用，如氢氯噻嗪片12.5mg，每日1次。利尿剂与ACEI或ARB类药物合用，可抵消或减轻其低钾的不良反应。痛风患者一般禁用噻嗪类利尿剂。

六、健康管理

（一）药物管理

1.降压药物应用的基本原则

（1）小剂量　初始治疗时通常采用较小的有效治疗剂量，并根据病情变化逐步增加剂量。

（2）长效　优先选用一天一次、24小时持续降压作用的长效药物，有效地控制夜间和清晨血压。

（3）联合　若单药治疗疗效不满意，可采用两种或多种低剂量降压药物联合治疗以增加降压效果，单片复方制剂有助于提高患者的依从性。

（4）适度　不推荐衰弱老年人和年龄≥80岁高龄老年人初始联合治疗。

（5）个体化　根据患者具体情况、耐受性、个人意愿和经济承受能力，选择适合患者的降压药物。

2.高血压患者的降压目标
一般高血压患者，血压降至140/90mmHg以下，合并糖尿病、冠心病、心力衰竭、慢性肾脏疾病伴有蛋白尿的患者，如能耐受，应降至130/80mmHg以下；年龄在65～79岁的患者血压降至150/90mmHg以下，如能耐受，可进一步降至140/90mmHg以下；80岁及以上患者降至150/90mmHg以下。

3.启动药物治疗的时机
所有高血压患者一旦确诊，建议在生活方式干预的同时立即启动药物治疗。仅收缩压＜160mmHg且舒张压＜100mmHg且未合并冠心病、心力衰竭、脑卒中、外周动脉粥样硬化、肾脏疾病或糖尿病的高血压患者，医生也可根据病情及患者意愿暂缓给药，采用单纯生活方式干预最多3个月，若仍未达标，再启动药物治疗。

（二）非药物管理

1.减少钠盐，增加钾盐摄入
《中国居民膳食指南（2022）》建议每天食盐摄入＜5g，老年人在降低钠盐摄入的同时，增加钾盐摄入，可以起到降低血压的作用。钾盐丰富的食物主要有水果、蔬菜、粗粮、豆制品、鱼类等。

2. 减少脂肪及饱和脂肪酸, 增加不饱和脂肪酸摄入 增加白色肉类摄入, 减少红色肉类的摄入, 更能有效地降低高血压患者的血压, 促进患者健康。红色肉类包括猪肉、牛肉、羊肉等, 其脂肪含量均较高; 白色肉类包括鸡肉、鸭肉、鱼肉等, 富含大量不饱和脂肪酸。

3. 增加膳食纤维摄入 膳食纤维主要存在于水果、蔬菜、杂粮中。

4. 戒烟限酒 彻底戒烟。适量饮酒的标准: 男性每天酒精摄入量 $<25g$, 女性 $<15g$, 约折合白酒、葡萄酒 (或米酒) 或啤酒饮用量分别为 $<50ml$、$100ml$、$300ml$。

5. 保持理想体质量 将体重指数 (BMI) 控制在 $20.0\sim23.9kg/m^2$; 或控制腰围 $<90cm$ (男), $<85cm$ (女) 比较合理。

6. 规律运动 高血压患者应当进行适当的规律运动, 每周不少于5天, 每天不低于30分钟的有氧体育锻炼, 如步行、慢跑和游泳等。

7. 改善睡眠 睡眠的时长、质量与血压的升高和心血管疾病发生风险有关。保证充足睡眠并改善睡眠质量对提高生活质量、控制血压和减少心脑血管疾病并发症有重要的意义。

8. 注意保暖 高血压患者对寒冷的适应能力和对血压的调控能力差, 常出现季节性血压波动现象。应保持室内温暖, 经常通风换气; 骤冷和大风低温时减少外出; 适量增添衣物, 避免血压大幅波动。

高血压患者健康管理流程如图4-1所示。

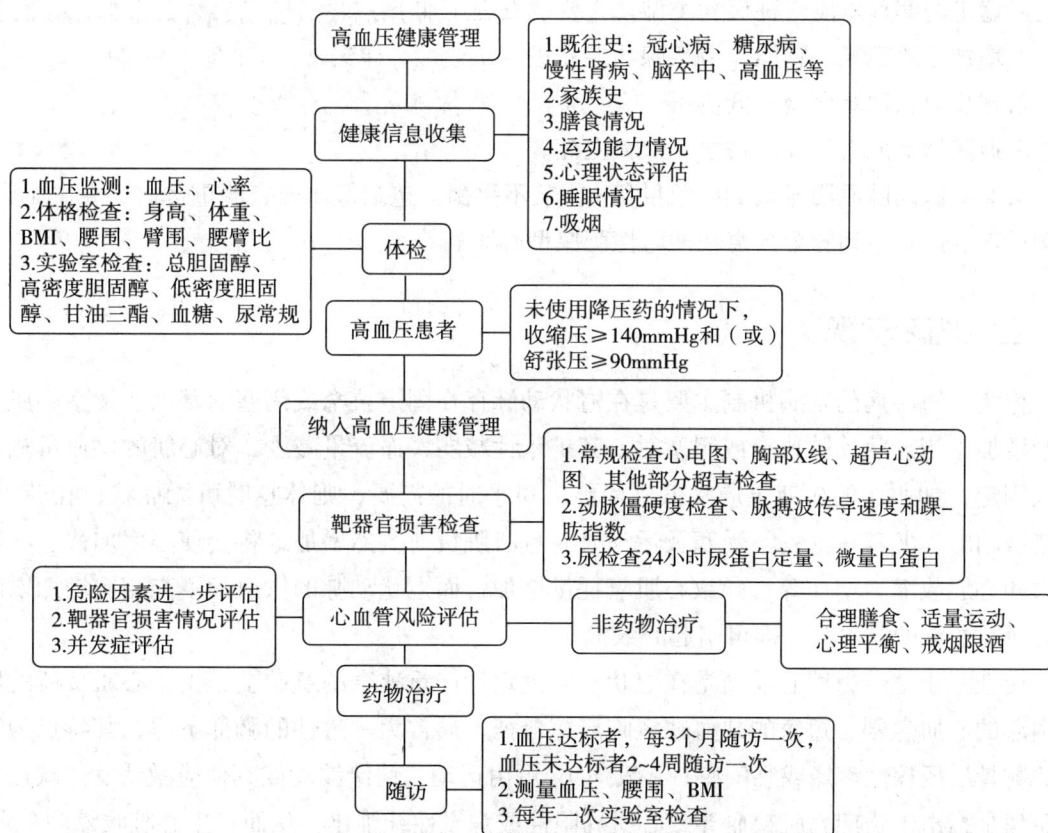

图 4-1 高血压患者健康管理流程

患者，男性，50岁，身高175cm，体重92kg。最近几次测量血压发现血压高，最高血压165/95mmHg，但是患者自觉无任何不适症状，认为无症状就不用吃药。家属想让你帮助劝说患者服药，并想要咨询日后需要注意哪些生活方式的调整。

任务二　稳定性冠心病

一、认识稳定性冠心病

冠状动脉粥样硬化性心脏病指冠状动脉（简称冠脉）粥样硬化使血管腔狭窄或阻塞，和（或）因冠状动脉功能性异常（痉挛）导致心肌缺血缺氧或坏死而引起的心脏病，统称冠状动脉粥样硬化性心脏病，简称冠心病，属缺血性心脏病，是动脉粥样硬化导致人体器官病变的最常见类型。稳定性冠心病（SCAD），是临床常见的冠心病类型之一，其发病率是心肌梗死的2倍，主要包括慢性稳定性劳力性心绞痛、缺血性心肌病和急性冠状动脉综合征之后稳定的病程阶段三种疾病类型。主要诱发因素如下。

1.增加心肌氧耗　感染、甲状腺功能亢进或快速性心律失常。

2.减少冠状动脉血流　低血压。

3.血液携氧能力下降　贫血和低氧血症。

4.非冠状动脉原因导致的心肌供氧–需氧不平衡　包括低血压、严重贫血、高血压病、心动过速、严重主动脉瓣狭窄和梗阻性肥厚型心肌病等。

二、临床表现

稳定性冠心病的发病机制主要是在冠状动脉存在固定狭窄或闭塞的基础上发生心肌需氧量增加。当冠状动脉狭窄或闭塞时，其扩张性减弱，血流量减少，对心肌的供血量相对比较固定，如心肌的血液供应降低到尚能应付平时的需要，则休息时可无症状；在劳力、情绪激动时，尤其在饱餐、受寒及运动时一旦心脏负荷突然增加，将会使心率加快、心肌张力和心肌收缩力增加等，导致心肌氧耗量增加，而冠状动脉的供血却不能相应增加以满足心肌对血液的需求时，即可引起心绞痛。

慢性稳定性劳力性心绞痛是在冠状动脉固定性严重狭窄的基础上，由于心肌负荷的增加引起的心肌急剧、短暂的缺血缺氧临床综合征，通常为一过性的胸部不适，其特点为短暂的胸骨后压榨性疼痛或憋闷感（心绞痛），可由运动、情绪波动或其他应激诱发。缺血性心肌病是指由于长期心肌缺血导致心肌局限性或弥漫性纤维化，从而产生心脏收缩和（或）

舒张功能受损，引起心脏扩大或僵硬、慢性心力衰竭、心律失常等一系列临床表现的临床综合征。急性冠状动脉综合征之后稳定的病程阶段，通常无症状，表现为长期、静止、无典型缺血症状的状态。

三、流行病学

稳定性冠心病多发生于中老年人群，男性多于女性，以脑力劳动者居多，发病率随年龄增长不断增加，2013年中国第五次卫生服务调查，城市调查地区≥15岁人口的冠心病患病率为12.3‰，农村调查地区为8.1‰，城乡合计为10.2‰；>60岁人群冠心病患病率为27.8‰。与2008年第四次调查数据相比，城市患病率有所下降，农村和城乡合计患病率升高。根据《中国卫生健康统计年鉴2021》，中国脑血管患病率处于持续上升阶段，脑血管现患人数约3.3亿，其中冠心病1139万人。2020年中国城市居民冠心病死亡率为126.91/10万，农村为135.88/10万，死亡率继2012年以来呈持续上升趋势。

2021年，中国大陆地区冠脉介入治疗的注册总病例数为1164117例（未包含军队医院病例），较2020年增长了20.18%。2021年平均支架/药物球囊数为1.48个。2019—2021年，药物涂层球囊的使用占比分别为6.4%、10.9%和15.0%，呈持续提升态势。心脑血管病住院总费用也在快速增加，心血管病的负担日渐加重，已成为重的公共卫生问题，防治心血管病刻不容缓。

四、危险因素及风险评估

1.稳定性冠心病的危险因素 影响稳定性冠心病的危险因素有很多，流行病学研究确认了一系列稳定性冠心病的危险因素，其中包括血脂异常、血压、吸烟等。稳定性冠心病的主要危险因素如下。

（1）血脂异常 总胆固醇和低密度脂蛋白的升高、高密度脂蛋白胆固醇的降低，是冠心病最重要的危险因素之一。

（2）高血压 是冠心病独立的危险因素，收缩压每增加20mmHg，舒张压每增加10mmHg，其心血管事件的危险增加1倍。

（3）糖尿病 是冠心病的重要危险因素。

（4）吸烟 平均每天吸烟10支，能使男性心血管病死亡率增加18%，女性增加31%。

（5）遗传因素 冠心病有家族聚集发生的倾向，家族史是较强的独立危险因素，有冠心病家族史的患者，患冠心病的危险是3~3.9倍。

（6）年龄 冠心病随年龄的增加而增长，但现在有年轻化的趋势。

（7）其他 肥胖和不良的生活方式、血液中同型半胱氨酸的水平增高、体力活动减少等。

2.稳定性冠心病的风险评估 包括病史采集、体格检查、实验室检查、心血管风险评估。

（1）病史信息采集　见表4-6。

表4-6　病史信息采集内容

病史采集	内容
病史	发病年龄，主要症状，疼痛的性质、持续时间、缓解方式及伴随症状，药物使用情况及治疗反应
个人史	生活方式（饮食、饮酒、吸烟等），体力活动
既往史	了解有无冠心病、心力衰竭、脑血管病、外周血管病、糖尿病、痛风、血脂异常、支气管哮喘、睡眠呼吸暂停综合征、肾脏疾病、甲状腺疾病等疾病及治疗情况
家族史	有无高血压、糖尿病、冠心病、脑卒中及其发病年龄等
社会心理因素	了解家庭、工作、个人心理、文化程度等情况

（2）体格检查　测量身高、体重、腰围、心律、心率。

稳定性冠心病心绞痛发作时通常无特异性体征，胸痛发作时常见心率增快、血压升高、表情焦虑、皮肤冷或出汗，有可能出现一过性第三、第四心音和二尖瓣关闭不全。

（3）实验室检查　是评估心血管危险因素及判断预后的重要方法。

1）基本检查：血常规、血生化、心电图。

2）推荐检查：24小时动态血压、超声心动图、颈动脉超声、运动负荷量试验、心肌损伤标志物检查。

（4）心血管风险评估　见表4-7。

表4-7　危险因素评估内容

危险因素	内容
血压	血压1~3级
主要危险因素	主动或被动吸烟
	血脂异常：总胆固醇≥5.2mmol/L或低密度脂蛋白胆固醇≥3.4mmol/L或高密度脂蛋白胆固醇<1.0mmol/L
	糖耐量受损：餐后2小时血糖7.8~11.0mmol/L和（或）空腹血糖异常6.1~6.9mmol/L
	腹型肥胖：男性腰围≥90cm，女性腰围≥85cm或肥胖（体质量指数≥28kg/m^2）
	早发心血管病家族史（一级亲属发病年龄<50岁）等，其中高血压是目前最重要的心血管危险因素
	高钠低钾膳食，饮酒
其他危险因素	超重和肥胖，缺乏体力活动
	精神紧张
	年龄、性别

五、治疗药物

稳定性冠心病的药物治疗目标是缓解心绞痛症状和预防心血管事件。

1. 缓解症状、改善缺血的药物　目前缓解症状及改善缺血的药物主要包括三类：硝酸酯类药物、β受体阻滞剂和钙离子通道阻滞剂（CCB）。缓解症状与改善缺血的药物应与预防心肌梗死和死亡的药物联合使用，其中β受体阻滞剂同时兼有两方面的作用。

（1）硝酸酯类　通过扩张冠状动脉侧支循环，增加冠状动脉血流量以及静脉容量，减少回心血量，降低心室前负荷，减少心肌需氧和改善心肌灌注，从而改善心绞痛症状。舌下含服或喷雾硝酸甘油可作为心绞痛急性发作时缓解症状的用药，也可在运动前数分钟作预防使用。心绞痛发作时，可舌下含服硝酸甘油0.3～0.6mg，每5分钟含服一次直至症状缓解，15分钟内含服最大剂量不超过1.2mg，也可以舌下含服硝酸异山梨酯5～10mg。口服长效硝酸酯类用于降低心绞痛发作的频率和程度，可增加运动耐量。长期口服硝酸酯类药物包括硝酸异山梨酯、单硝酸异山梨酯，每天用药时应注意给予足够的无药间期（8～10小时），以减少耐药性发生。

（2）β受体阻滞剂　只要无禁忌证，β受体阻滞剂应作为稳定性冠心病患者的初始治疗药物。β受体阻滞剂通过抑制心脏β_1肾上腺素能受体，能减慢心率，减弱心肌收缩力，降低血压以减少心肌耗氧量，还可通过延长舒张期增加缺血心肌灌注，减少心绞痛发作和提高运动耐量。常用药物包括美托洛尔、比索洛尔、兼有α和β受体阻滞作用的卡维地洛。应用时应严密监测心律、心率、血压、心电图变化，心率应不低于50次/分。

（3）CCB　通过改善冠状动脉血流和减少心肌耗氧量发挥缓解心绞痛作用。CCB分为二氢吡啶类和非二氢吡啶类，二者共同的药理特性为选择性抑制血管平滑肌，使心肌L通道开放。二氢吡啶类药物对血管的选择性更佳，常用药物包括氨氯地平、硝苯地平、非洛地平。非二氢吡啶类药物可降低心率，包括维拉帕米，心力衰竭患者应避免使用非二氢吡啶类以及短效二氢吡啶类CCB，因其可使心功能恶化，增加死亡风险。当心力衰竭患者伴有严重心绞痛，其他药物不能控制而需应用CCB时，可选择安全性较好的氨氯地平或非洛地平。若β受体阻滞剂禁忌或不能耐受，可选CCB类药物中的氨氯地平、硝苯地平或非洛地平，若β受体阻滞剂达到最大耐受剂量效果仍不理想时，可选用CCB类药物与长效硝酸酯类药物联合使用。

（4）其他　曲美他嗪通过调节心肌能量底物，提高葡萄糖有氧氧化比例，能改善心肌对缺血的耐受性及左心功能，缓解心绞痛。可与β受体阻滞剂等抗心肌缺血药物联用。尼可地尔为烟酰胺的硝酸盐衍生物，可扩张冠状动脉血管，刺激血管平滑肌上ATP敏感性钾离子通道。长期使用尼可地尔可稳定冠状动脉斑块，可用于治疗微血管性心绞痛。当存在β受体阻滞剂禁忌、使用效果不佳或出现不良反应时，可使用尼可地尔缓解症状。

2. 改善预后的药物　此类药物可改善稳定性冠心病患者的预后，预防心肌梗死、死亡等不良心血管事件的发生。改善预后的药物主要包括抗血小板药物、他汀类等降胆固醇药物、β受体阻滞剂和血管紧张素转换酶抑制剂（ACEI）或血管紧张素Ⅱ受体阻滞剂（ARB）。

（1）抗血小板药物　在预防缺血性事件中起着重要作用。稳定性冠心病患者，若无阿司匹林禁忌证，推荐每日长期口服小剂量（75~100mg/次）阿司匹林。接受经皮冠状动脉介入术（PCI）治疗患者，建议给予双联抗血小板药物治疗，即阿司匹林基础上合用P2Y12受体拮抗剂6个月。既往1~3年内有心肌梗死病史的缺血高危患者，也可考虑采用阿司匹林联合替格瑞洛长期治疗。因存在禁忌证或不能耐受而不能服用阿司匹林者，可用氯吡格雷替代。

（2）降胆固醇类药物　降低低密度脂蛋白胆固醇（LDL-C）可显著降低缺血风险，目前降低LDL-C的主要药物包括他汀类药物、依折麦布等。他汀类药物能有效降低总胆固醇（TC）和LDL-C，降低心血管事件发生率和病死率。他汀类药物治疗还有延缓斑块进展、使斑块稳定和抗炎等有益作用。只要无禁忌证，无论血脂水平如何，稳定性冠心病的患者均应给予他汀类药物治疗。依折麦布通过抑制肠道内胆固醇的吸收而降低LDL-C，若经过他汀类药物治疗后LDL-C水平仍不达标，可在他汀类药物基础上加用依折麦布，能够进一步降低LDL-C水平及心血管事件风险。

（3）ACEI或ARB　ACEI类药物能使无心力衰竭的稳定性心绞痛患者或高危冠心病患者的主要终点事件（心血管死亡、心肌梗死、卒中等）风险降低。对稳定性冠心病患者，尤其是合并高血压、糖尿病或慢性肾病的高危患者，只要无禁忌证，均可考虑使用ACEI或ARB。大多数慢性稳定性冠心病患者能得益于ACEI的长期治疗。若无禁忌证，冠心病患者应长期服用ACEI作为二级预防。具有适应证但不能耐受ACEI治疗的患者，可用ARB类药物替代。

六、健康管理

稳定性冠心病的治疗原则是控制危险因素、改善冠状动脉供血、降低心肌氧耗、预防心肌梗死或心力衰竭等严重的不良心血管事件。治疗的方法包括改善生活方式、药物治疗、血运重建治疗，其中改善生活方式与长期药物治疗是冠心病治疗的前提和基础，无论是否需要血运重建，都是必不可少的。

（一）药物管理

药物管理包括抗血栓的药物、他汀类降脂药物、改善心脏功能的药物等，目的主要是稳定斑块，延缓甚至逆转病变进展，控制危险因素，预防再次心肌梗死或猝死，同时患者要定期完善各项化验检查，及时调整药物。

（二）非药物管理

1.饮食调理　健康饮食可以减少冠心病患者的死亡率和不良事件的发生风险，摄取足量的水果、蔬菜、豆类、纤维素、不饱和脂肪酸、坚果和鱼类，减少精细碳水、红肉、饱和脂肪酸以及乳制品的占比，合并高血压的患者还应限制盐的摄入。

2.运动治疗　除了减少老年冠心病患者心血管事件风险以外，运动治疗还能改善其基础身体状态，对于防止跌倒、保持步行和改善肌肉力量和功能都有益处。建议患者坚持轻中度的体育活动，例如日常步行、家务劳动，以及一周1~2次的体育锻炼。

3.体重管理 冠心病患者适当控制体重，BMI控制在20~25kg/m²，可以减少心血管事件发生风险，超重乃至轻度肥胖的患者可能较正常BMI患者有更高的死亡风险。

4.吸烟等生活习惯 冠心病患者应戒烟，避免被动吸烟，医护工作者及家庭成员应根据患者吸烟情况协助患者戒烟。

（三）血运重建管理

对于在充分的药物治疗下仍存有反复发作的缺血症状或大范围心肌缺血证据的稳定性冠心病患者，或急性冠脉综合征的患者，可以考虑进行经皮冠状动脉介入治疗（PCI）或冠状动脉旁路移植术（CABG）。与单纯药物治疗相比，PCI和CABG在提高老年患者的生活质量、减少再住院率等方面更有优势。

稳定性冠心病的每个治疗方式都不是单一的，联合生活方式改善、药物治疗与血运重建治疗的综合治疗才能够真正改善患者预后。

任务三 糖尿病

一、认识糖尿病

糖尿病是一组由多病因引起的以高血糖为特征的代谢性疾病，是由于胰岛素分泌和（或）利用缺陷引起。长期碳水化合物以及脂肪、蛋白质代谢紊乱可引起多系统损伤，导致眼、肾、神经、心脏、血管等组织器官发生进行性病变功能减退及衰竭；病情严重或应激时可发生急性严重代谢紊乱，如糖尿病酮症酸中毒、高血糖高渗状态等。《国家基层糖尿病防治管理指南（2018）》指出，我国目前采用WHO（1999年）糖尿病病因学分型体系，将糖尿病分为4类，即1型糖尿病、2型糖尿病、特殊类型糖尿病和妊娠期糖尿病，其中2型糖尿病是临床最常见类型。本章健康管理对象为年龄≥18岁的2型糖尿病。

高血糖状态分类见表4-8，糖尿病诊断标准见表4-9。

表4-8 高血糖状态分类（WHO 1999）

糖代谢分类	静脉血浆葡萄糖（mmol/L）	
	空腹	OGTT2h
空腹血糖受损	6.1~7.0	<7.8
糖耐量减低	<7.0	7.8~11.1
糖尿病	≥7.0	≥11.1

注：OGTT为口服葡萄糖耐量试验；空腹血糖受损和糖耐量减低统称为糖调节受损，也称为糖尿病前期。

表4-9　糖尿病诊断标准

诊断标准	静脉血浆葡萄糖或HbA1c水平
典型糖尿病症状	烦渴多饮、多尿、多食、不明原因体重下降
加上随机血糖	≥11.1mmol/L
或加上空腹血糖	≥7.0mmol/L
或加上OGTT2h血糖	≥11.1mmol/L
或加上HbA1c	≥6.5%
无糖尿病典型症状者，必须改日复查	

注：HbA1c为糖化血红蛋白A1c；随机血糖指不考虑上次用餐时间，一天中任意时间的血糖；空腹状态指至少8小时没有进食。

二、临床表现

1.1型糖尿病　显著特征是胰岛β细胞数量显著减少甚至消失所导致的胰岛素分泌显著下降或缺失。大多发病年龄＜30岁，起病突然，多饮、多尿、多食，消瘦症状明显，血糖水平高，部分患者以酮症酸中毒为首发症状，单用口服药无效，需用胰岛素治疗。

2.2型糖尿病　显著特征为胰岛素调控葡萄糖代谢能力下降（胰岛素抵抗）伴胰岛β细胞功能缺陷所导致的胰岛素分泌减少（或相对减少）。常见于中老年人，肥胖者发病率高，常伴高血压、血脂异常、动脉硬化等疾病。起病隐袭，早期无任何症状，或仅有轻度乏力、口渴，血糖增高不明显者需做糖耐量试验才能确诊。

三、流行病学

我国是世界上糖尿病患者最多的国家，2020年《中国居民营养与慢性病状况报告数据》显示，我国成人糖尿病患病率为11.9%，患者人数高达1.25亿。2018年中国慢性病及危险因素监测报告数据，全国糖尿病知晓率、治疗率和控制率分别为38.0%、34.1%和33.1%。糖尿病可以导致视网膜、肾脏、神经系统和心脑血管系统的损伤，是我国导致失明、肾衰竭、心脑血管事件和截肢的主要病因，疾病负担沉重。但糖尿病可防可控，早期发现和健康管理可以预防和控制糖尿病并发症，降低糖尿病的致残率和早死率。

四、危险因素

糖尿病的病因极为复杂，公认的2型糖尿病的危险因素主要如下。

1.遗传因素　2型糖尿病亲属中的患病率比非糖尿病亲属高4～8倍。

2.超重或肥胖　尤其是腹型肥胖，更容易引起胰岛素抵抗及代谢紊乱，被认为是代谢综合征的基础病变。

3.不良生活方式　高脂肪饮食是被明确肯定的2型糖尿病的重要膳食危险因素。吸烟、饮酒等都与糖尿病发病有关。

4.静坐久卧 体力活动不足。

5.合并其他基础疾病 如高血压。

6.其他易患因素 如高龄、长期精神紧张、出生时为低体重儿等。

五、治疗药物

生活方式干预是2型糖尿病的基础治疗措施，应贯穿糖尿病治疗的始终。对初诊血糖控制较好的糖尿病患者，可根据病情及患者意愿采取单纯生活方式干预，如果单纯生活方式干预不能使血糖控制达标，应及时开始药物治疗，常用治疗药物见表4-10。

表4-10 常用降糖药物

药物种类	推荐药物	作用机制
双胍类	二甲双胍	减少肝脏葡萄糖的输出和改善外周胰岛素抵抗
磺脲类	格列本脲、格列吡嗪、格列美脲、格列喹酮、格列齐特	通过刺激胰岛 β 细胞分泌胰岛素，增加体内的胰岛素水平而降低血糖
格列奈类	瑞格列奈、那格列奈	通过刺激胰岛素的早时相分泌而降低餐后血糖
α-糖苷酶抑制剂	阿卡波糖、伏格列波糖、米格列醇	通过抑制碳水化合物在小肠上部的吸收而降低餐后血糖
噻唑烷二酮类	罗格列酮、吡格列酮	增加靶细胞对胰岛素作用的敏感性
DPP-4抑制剂	维格列汀、西格列汀、利格列汀、沙格列汀、阿格列汀	通过抑制DPP-4而减少GLP-1在体内的失活，使内源性GLP-1的水平升高，产生降血糖作用
SGLT2抑制剂	恩格列净、卡格列净、艾托格列净、达格列净	通过抑制肾脏肾小管中负责从尿液中重吸收葡萄糖的SGLT2，降低肾糖阈，促进尿葡萄糖排泄，从而达到降低血液循环中葡萄糖水平的作用
GLP-1受体激动剂	利拉鲁肽、艾塞那肽、度拉糖肽、贝那鲁肽、利司那肽、洛塞那肽	通过激动GLP-1受体而发挥降低血糖的作用，增强胰岛素分泌，抑制胰高血糖素分泌，并能延缓胃排空，通过中枢性的食欲抑制来减少进食量
胰岛素及其类似物	门冬胰岛素、赖脯胰岛素、生物合成人胰岛素	补充胰岛素，替代治疗

1.二甲双胍 首选用于单纯饮食控制及体育锻炼治疗无效的2型糖尿病患者，特别是肥胖的2型糖尿病患者的血糖控制。禁用于10岁以下儿童，妊娠及哺乳期妇女，严重的肾功能衰竭患者，可造成组织缺氧的疾病，尤其是急性疾病或慢性疾病的恶化、严重感染和外伤、外科大手术、糖尿病昏迷前期、急性酒精中毒、酗酒、维生素B_{12}及叶酸缺乏未纠正的患者，过敏者禁用；接受血管内注射碘化造影剂的患者，应暂停用，检查完成至少48小时、复查肾功能无恶化后可继续使用。主要不良反应为胃肠道反应，从小剂量开始逐渐加量，随三餐分次餐前半小时或餐后服用，可更好地耐受。

2.**格列本脲**　用于改善单用饮食控制疗效不满意的轻、中度2型糖尿病患者的血糖。禁用于1型糖尿病、2型糖尿病伴有酮症酸中毒、昏迷、严重烧伤、感染、外伤和重大手术等应激情况、肝肾功能不全者、对磺胺药过敏者、白细胞减少的患者、妊娠及哺乳期妇女。常见不良反应有腹泻、恶心、呕吐、头痛、胃痛或胃肠不适，通常呈一过性，在治疗持续数天或数周内减轻。如若出现严重低血糖反应或过敏反应，应立即停药就医。

3.**格列吡嗪**　用于经饮食控制及体育锻炼2~3个月疗效不满意的轻、中度2型糖尿病患者，改善胰岛B细胞尚有一定的分泌功能且无急性并发症糖尿病患者的血糖。禁用于1型糖尿病、低血糖昏迷或昏迷前期、糖尿病合并酮症酸中毒、晚期尿毒症者、严重烧伤、感染、外伤和大手术、肝肾功能不全者、肾上腺功能不全者、白细胞减少者、对磺胺药过敏者、妊娠及哺乳期妇女。不良反应较常见的为胃肠道症状，如恶心、腹胀及头痛等，减少剂量即可缓解。

4.**格列美脲**　用于饮食、运动疗法及减轻体重均不能充分控制血糖的2型糖尿病患者。禁用于1型糖尿病、低血糖昏迷或昏迷前期、糖尿病合并酮症酸中毒、晚期尿毒症者、严重烧伤、感染、外伤和大手术、肝肾功能不全者、肾上腺功能不全者、白细胞减少者、对本品及磺胺药过敏者、妊娠及哺乳期妇女。不良反应较常见的为胃肠道症状，如恶心、腹胀及头痛等，减少剂量可缓解。

5.**格列喹酮**　用于非胰岛素依赖型的2型糖尿病患者的血糖控制。禁用于1型糖尿病、低血糖昏迷或昏迷前期、糖尿病合并酸中毒或酮症、晚期尿毒症者、对本品及磺胺药过敏者、妊娠及哺乳期妇女。不良反应有极少数报道皮肤过敏、胃肠道反应、轻度低血糖反应及血液系统改变，减少剂量可缓解。

6.**格列齐特**　用于单用饮食疗法不足以控制血糖的非胰岛素依赖型2型糖尿病患者的血糖控制。禁用于1型糖尿病、低血糖昏迷或昏迷前期、糖尿病合并酮症酸中毒、晚期尿毒症者、对磺胺药过敏者、严重肝肾功能不全者、应用咪康唑治疗的患者、卟啉症患者、妊娠及哺乳期妇女。不良反应有皮肤过敏、胃肠道反应、轻度低血糖反应及血液系统改变，减少剂量可缓解。

7.**瑞格列奈**　用于饮食控制、减轻体重及运动锻炼不能有效控制血糖的成人2型糖尿病患者的血糖控制。禁用于1型糖尿病患者、糖尿病酮症酸中毒、严重肝功能不全者、妊娠及哺乳期妇女、12岁以下儿童。不良反应有瘙痒、皮疹、荨麻疹，通常呈一过性。瑞格列奈主要由肝脏细胞色素氧化酶P450的CYP3A4酶系代谢，故CYP3A4抑制剂如酮康唑、红霉素等可升高瑞格列奈血浆水平，而CYP3A4诱导剂如利福平、苯妥英钠可降低瑞格列奈血浆水平，故上述两类药物不宜与瑞格列奈合用。

8.**那格列奈**　用于单独经饮食和运动不能有效控制血糖的2型糖尿病患者，也用于二甲双胍不能有效控制血糖的2型糖尿病患者。禁用于1型糖尿病、糖尿病酮症酸中毒者、儿童、妊娠及哺乳期妇女。不良反应常见低血糖，少见丙氨酸氨基转移酶（ALT）及天冬氨酸氨基转移酶（AST）水平升高、瘙痒、皮疹、荨麻疹，上述不良反应通常呈一过性，在治疗持续数天或数周内减轻。如若出现严重低血糖反应或过敏反应，应立即停药就医。

9.阿卡波糖 用于降低2型糖尿病患者或糖耐量低减者的餐后血糖。禁用于妊娠及哺乳期妇女、有明显的消化和吸收障碍的慢性胃肠功能紊乱患者、严重肾功能不全者、18岁以下患者、对阿卡波糖过敏者。不良反应常见胃肠胀气和肠鸣音，偶见腹泻、腹胀和便秘，极少见腹痛，个别可能出现红斑、皮疹和荨麻疹等。与二甲双胍、磺脲类药物或胰岛素合用时，可能会出现低血糖，需减少其他降糖药的剂量；服用阿卡波糖治疗期间，蔗糖或含有蔗糖的食物常会引起腹部不适，甚至导致腹泻，阿卡波糖引起的低血糖进食淀粉类食物无法升高血糖，建议使用葡萄糖。

10.伏格列波糖 用于降低2型糖尿病患者或糖耐量低减者的餐后血糖。禁用于严重酮症、糖尿病昏迷或昏迷前患者、严重感染、手术前后或严重创伤。不良反应有腹胀、胃肠胀气或肠排气增加等，如出现持续性腹痛或呕吐症状，应停药并采取适当措施。

11.罗格列酮 单一服用本品，并辅以饮食控制和运动，用于控制2型糖尿病患者的血糖。对于饮食控制和运动加服本品或单一抗糖尿病药物，而血糖控制不佳的2型糖尿病患者，可与二甲双胍或磺脲类药物联合应用控制血糖。禁用于妊娠及哺乳期妇女。不良反应常见体重增加、水肿、上呼吸道感染、头痛、背痛、鼻窦炎、腹泻等；可引起肝功能异常；可造成血浆容积增加和由前负荷增加引起的心脏肥大，诱发心力衰竭，用药时应严密监测其心力衰竭的症状和体征；骨折发生率升高；老年患者可能有轻、中度水肿及轻度贫血；合并使用其他降糖药物时，有发生低血糖的风险，需密切监测血糖。

12.吡格列酮 用于控制不佳的2型糖尿病患者。禁用于对本品过敏者、心功能Ⅲ级或Ⅳ级的患者或有心力衰竭史者、有活动性肝脏疾患的临床表现者、妊娠及哺乳期妇女、严重骨质疏松和有骨折病史的患者、严重酮症、儿童和未满18岁的青少年、严重肝肾功能障碍者、感染者。不良反应常见体重增加、水肿、上呼吸道感染、头痛、鼻窦炎、肌痛、牙齿疾病、糖尿病加重、喉炎；可能会出现或加重心力衰竭；循环血浆容量增加引起水肿；可引起肝功能异常；可能发生横纹肌溶解；血容量增加可出现贫血，心脏前负荷增加而致心脏肥大；骨折发生率升高；联用磺脲类降糖药治疗时可见低血糖。

13.维格列汀 用于改善饮食和运动不能控制的2型糖尿病患者的血糖；当二甲双胍单药治疗用至最大耐受剂量仍不能控制血糖时，可联合二甲双胍控制血糖；当稳定剂量的胰岛素或磺脲类药物不能有效控制血糖时，可联合胰岛素或磺脲类药物控制血糖。禁用于肝功能不全的患者、儿童和18岁以下的青少年、妊娠及哺乳期妇女以及对维格列汀或产品的任何成分有超敏反应者。常见不良反应有眩晕、头痛、便秘、关节痛、低血糖、外周水肿、多汗、鼻咽炎，反应较轻且为暂时性的，无须停药；罕见的有肝功能障碍（包括肝炎），停药后肝功能恢复正常。

14.西格列汀 用于改善饮食和运动不能控制的2型糖尿病患者的血糖。禁用于对本品中任何成分过敏者、妊娠及哺乳期妇女。常见不良反应有鼻咽炎、头痛、低血糖、上呼吸道感染、腹痛、恶心、腹泻、超敏反应（如荨麻疹、血管性水肿、局部皮肤剥脱）、关节痛、肌肉痛、四肢痛、背痛等，一般较轻且呈一过性，无须停药。

15.达格列净 用于配合饮食、运动控制的2型糖尿病患者的血糖控制；当单独使用二甲双胍不能控制血糖时，可与二甲双胍联合使用控制血糖；当单独使用胰岛素或胰岛素联合口服降糖药物仍不能控制血糖时，可与胰岛素联合使用，在饮食和运动基础上改善血糖。禁用于对达格列净有严重超敏反应史者、重度肾损害终末期肾病或需要透析的患者、妊娠及哺乳期妇女、1型糖尿病和糖尿病酮症酸中毒患者。不良反应包括低血压、急性肾功能损伤、血容量降低等，一般上述反应较轻，为一过性，不需要特别处理，会自行缓解；罕见骨折；常见生殖器真菌感染，使用时应饮用大量水；单药使用不会引起低血糖，与胰岛素和胰岛素促泌剂合用引起低血糖。

16.利拉鲁肽 用于单用二甲双胍或磺脲类药物最大可耐受剂量治疗后血糖仍控制不佳的患者，与二甲双胍或磺脲类药物联合应用控制血糖。禁用于对利拉鲁肽活性成分及其辅料过敏者、甲状腺髓样癌（MTC）既往史或家族史患者、2型多发性内分泌腺瘤（MEN2）患者、1型糖尿病患者或糖尿病酮症酸中毒。常见的不良反应为胃肠道不适、头痛和上呼吸道感染，通常呈一过性，在治疗持续数天或数周内减轻。与磺脲类药物联用时低血糖反应非常常见，如出现严重低血糖反应或过敏反应，应立即停药，更改降糖方案。

17.赖脯胰岛素 补充胰岛素，替代治疗，用于糖尿病患者的血糖控制。禁用于低血糖发作、对胰岛素或药品中所含任何其他成分过敏者。主要不良反应为低血糖，少见过敏反应、视觉异常、水肿、局部超敏反应；罕见周围神经系统病变，部分为一过性的，如出现低血糖症状，应立即进食饼干或糖块。

六、健康管理

糖尿病治疗的近期目标是控制高血糖和相关代谢紊乱，以消除糖尿病临床症状和防止急性严重代谢紊乱，远期目标是预防和（或）延缓糖尿病慢性并发症的发生和发展，维持健康身体和学习、劳动能力，提高患者的生活质量，降低病死率和延长寿命。治疗应遵循综合管理的原则，包括控制高血糖、高血压、血脂异常、超重肥胖、高凝状态等心血管多重危险因素，在生活方式干预的基础上进行必要的药物治疗，以提高糖尿病患者的生存质量和延长预期寿命。治疗原则主要包括糖尿病健康教育、饮食治疗、体育锻炼、口服降糖药及胰岛素治疗等。

（一）药物管理

1.口服降糖药物的管理 按时按剂量服药，不可随意增量或减量，做好血糖的监测，观察药物疗效和药物剂量及药物的不良反应。

2.胰岛素治疗的管理 在使用胰岛素时要密切观察和预防胰岛素的不良反应。常见的低血糖反应表现为疲乏、头晕、心悸、出汗、饥饿，重者可引起昏迷。对低血糖反应者，立即平卧，及时检测血糖，根据病情摄入糖类食物如糖果、饼干、含糖饮料，以缓解症状。

（二）非药物管理

1.饮食管理 糖尿病患者的饮食应该控制总热量、合理搭配营养成分、少量多餐、清淡饮食、戒烟限酒等。

（1）进餐应定时定量

1）主食：根据体力活动量来确定，每日至少三餐。休息者200～250g/d（每天4～5两）、轻体力劳动者250～300g/d（每天5～6两）、中体力劳动者300～400g/d（每天6～8两）、重体力劳动者>400g/d（每天8两以上）。

2）副食：蔬菜300～500g、奶及奶制品300～500g、动物性食品120～200g、大豆及坚果类2～35g、油25～30g。

（2）均衡饮食，合理分配　每天的饮食应保证正常的生理需要。每日需摄取以下基本食物：谷类、肉蛋类、蔬菜水果类、奶制品和油脂类食物。每日热量分配应符合以下标准：碳水化合物占50%～60%，蛋白质≤15%，脂肪占30%。

（3）避免高糖类食物的摄入　减少糖果、蛋糕等的摄入，减少高胆固醇和油炸食物的摄入，多选择含纤维素高的食物。

（4）盐饮食　每日摄入食盐5g以内。

（5）限酒戒烟　所有糖尿病患者都应禁止吸烟或使用其他烟草类产品、电子烟，并减少二手烟暴露，不推荐糖尿病患者饮酒，如确实需要饮用，建议男性每日不超过25g，女性每日不超过15g酒精量，每周饮酒不超过2次。

2.运动管理　适当运动有助于血糖改善，超重、肥胖者即便减去5%的体重，有时也会为糖尿病管理带来益处。

（1）患者运动之前，一定要在医生的指导下制订有效的运动计划。

（2）运动时间宜选在餐后1～1.5小时，此时是降血糖的最佳时间。

（3）运动方式应注意个体化原则，老年糖尿病患者应选择低强度、短时间的运动，如散步、快走、太极拳、气功等。中青年糖尿病患者可选择中等强度、时间不宜过长的运动，如慢跑、快走、健身操等。重症糖尿病患者应绝对卧床休息，待病情好转，视病情逐步增加活动量。

（4）糖尿病患者的运动强度及频率应根据自身病情调整，运动时遵循"一三五七"原则：每天运动1次，每次30分钟，每周5次，运动心率最好保持在170减去自身的年龄。

3.足部管理　糖尿病患者踝关节以远的足部血管、神经出现病变，导致足部供血不足、感觉异常，并出现溃烂、感染症状，严重者可影响肌肉及骨骼，导致组织坏死甚至截肢。

（1）选择合适的鞋袜　以软皮皮鞋、运动鞋为宜，袜子应选择棉质地和羊毛质地，吸汗又透气。

（2）正确洗脚和护脚　建议患者每日洗脚，一般要求用40℃左右的温水。泡脚时间不宜过长，洗脚后要用软干的毛巾将脚擦干。

（3）坚持足部检查并及时到医院治疗　定期检查足部，若有皮肤干裂、湿冷、水肿、肤色变暗、感觉缺失、趾甲变形或局部红肿痛热等，可能提示已经出现足部病变，必须尽早到医院就诊。

4.慢性并发症管理

（1）控制血糖、糖化血红蛋白、血压、血脂　若患者血糖稳定，每周测3~4次，一般空腹1次，三餐后各1次，如果不具备自测血糖条件，也应该2周监测一次。合并感染或血糖不稳定、更换药物、胰岛素强化治疗者一般需要严密监测血糖，一日测3~7次。血糖一般控制在空腹血糖＜7.0mmol/L，餐后血糖＜10.0mmol/L；糖化血红蛋白需要每3个月检查一次，应控制在＜7.0%；理想血压应控制在130/80mmHg，总胆固醇＜4.5mmol/L，甘油三酯＜1.7mmol/L。

（2）定期检查视力　每年检查眼底。如果出现视物模糊、部分视力缺失，应及时到眼科就诊，以便及时发现病情，及早处理，防止失明。

（3）定期检查肾功能　定期检查尿微量蛋白以及血肌酐水平，以便确定肾功能情况。

（4）注意感觉异常情况　出现双手或双脚麻木、刺痛或有烧灼样感觉时，可能是神经病变的征兆。

（5）提防一些特殊情况　如酮症酸中毒、低血糖等。一旦发现异常，必须及时处理，以免发生严重后果。

任务四　慢性阻塞性肺疾病

一、认识慢性阻塞性肺疾病

慢性阻塞性肺疾病简称慢阻肺（COPD），是一种破坏性的肺部疾病，是以不完全可逆的气流受限为特征的疾病，气流受限通常呈进行性发展并与肺对有害颗粒或气体的异常炎症反应有关。在我国COPD是仅次于高血压、糖尿病的第三大常见慢性疾病。

二、临床表现

1.主要临床表现　慢阻肺的主要症状是慢性咳嗽、咳痰和呼吸困难。早期慢阻肺患者可以没有明显的症状，随病情进展日益显著；咳嗽、咳痰症状通常在疾病早期出现，而后期则以呼吸困难为主要表现。

2.症状特征及演变

（1）慢性咳嗽　是慢阻肺常见的症状。咳嗽症状出现缓慢，迁延多年，以晨起和夜间阵咳为著。

（2）咳痰　多为咳嗽伴随症状，痰液常为白色黏液浆液性，常于早晨起床时剧烈阵咳，咳出较多黏液浆液样痰后症状缓解；急性加重时痰液可变为黏液脓性而不易咳出。

（3）气短或呼吸困难　早期仅在劳力时出现，之后逐渐加重，以致日常活动甚至休息时也感到呼吸困难；活动后呼吸困难是慢阻肺的"标志性症状"。

（4）胸闷和喘息 部分患者有明显的胸闷和喘息，此非慢阻肺特异性症状，常见于重症或急性加重患者。

3.并发症的表现

（1）右心功能不全 当慢阻肺并发慢性肺源性心脏病失代偿时，可出现食欲不振、腹胀、下肢（或全身）浮肿等体循环淤血相关的症状。

（2）呼吸衰竭 多见于重症慢阻肺或急性加重的患者，由于通气功能严重受损而出现显著的低氧血症和二氧化碳潴留（Ⅱ型呼吸衰竭），此时患者可有明显发绀和严重呼吸困难；当二氧化碳严重潴留，呼吸性酸中毒失代偿时，患者可出现行为怪异、谵妄、嗜睡甚至昏迷等肺性脑病的症状。

（3）自发性气胸 多表现为突然加重的呼吸困难、胸闷和（或）胸痛，可伴有发绀等症状。

三、流行病学

慢阻肺是一种严重危害人类健康的常见病，严重影响患者的生命质量，是导致死亡的重要病因。《慢性阻塞性肺疾病诊治指南》（2021年修订版）指出，全球疾病负担调查显示慢阻肺是我国2016年第5大死亡原因，2018年我国20岁及以上成人慢阻肺患病率为8.6%，40岁以上人群患病率高达13.7%，估算我国患者数近1亿，世界卫生组织（WHO）关于病死率和死因的最新预测数字显示，随着发展中国家吸烟率的升高和高收入国家人口老龄化加剧，慢阻肺的患病率在未来40年将继续上升，预测至2060年死于慢阻肺及其相关疾患者数超过每年540万人。

四、危险因素

引起慢阻肺的危险因素具有多样性的特点，概括为个体因素和环境因素。

1.个体因素

（1）遗传因素 慢阻肺有遗传易感性。α_1-抗胰蛋白酶重度缺乏与非吸烟者的肺气肿形成有关。

（2）年龄和性别 年龄是慢阻肺的危险因素，年龄越大，慢阻肺患病率越高。慢阻肺患病率在男女性别之间的差异报道不一致。

（3）肺生长发育 妊娠、出生和青少年时期直接和间接暴露于有害因素时可以影响肺的生长，肺的生长发育不良是慢阻肺的危险因素。

（4）支气管哮喘（简称哮喘）和气道高反应性 哮喘不仅可以和慢阻肺同时存在，也是慢阻肺的危险因素，气道高反应性也参与慢阻肺的发病过程。

（5）低体重指数 也与慢阻肺的发病有关，体重指数越低，慢阻肺的患病率越高。吸烟和体重指数对慢阻肺存在交互作用。

2.环境因素

（1）烟草 吸烟是慢阻肺最重要的环境致病因素。与非吸烟者比较，吸烟者的肺功能异常率较高，被动吸烟也可能导致呼吸道症状及慢阻肺的发生。孕妇吸烟可能会影响子宫内胎儿发育和肺的生长，并对胎儿的免疫系统功能有一定影响。

（2）燃料烟雾　柴草、煤炭和动物粪便等燃料产生的烟雾中含有大量有害成分，例如碳氧化物、氮氧化物、硫氧化物和未燃烧完全的碳氢化合物颗粒与多环有机化合物等。

（3）空气污染　空气污染物中的颗粒物质（PM）和有害气体物质（二氧化硫、二氧化氮、臭氧和一氧化碳等）对支气管黏膜有刺激和细胞毒性作用。

（4）职业性粉尘　当职业性粉尘（二氧化硅、煤尘、棉尘和粉尘等）的浓度过大或接触时间过久时，可导致慢阻肺的发生。

（5）感染和慢性支气管炎　呼吸道感染是慢阻肺发病和加剧的重要因素，病毒和（或）细菌感染是慢阻肺急性加重的常见原因。

五、治疗药物

1. 支气管舒张剂　是慢阻肺的基础一线治疗药物，通过松弛气道平滑肌扩张支气管，改善气流受限，从而减轻慢阻肺的症状，包括缓解气促、增加运动耐力、改善肺功能和降低急性加重风险。与口服药物相比，吸入制剂的疗效和安全性更优，因此多首选吸入治疗。主要的支气管舒张剂有β_2受体激动剂、抗胆碱能药物及甲基黄嘌呤类药物，可根据药物作用及患者的治疗反应选用。联合应用不同作用机制及作用时间的药物可以增强支气管舒张作用，更好改善患者的肺功能与健康状况，通常不增加不良反应。

（1）β_2受体激动剂　分为短效和长效两种类型。短效β_2受体激动剂（SABA）主要有特布他林、沙丁胺醇及左旋沙丁胺醇等，常见剂型为加压定量吸入剂。主要用于按需缓解症状，长期规律应用维持治疗的效果不如长效支气管舒张剂。长效β_2受体激动剂（LABA）作用时间持续12小时以上，能比SABA更好地持续扩张小气道，改善肺功能和呼吸困难症状，可作为有明显气流受限患者的长期维持治疗药物。早期应用于临床的药物包括沙美特罗和福莫特罗，其中福莫特罗属于速效和长效β_2受体激动剂。吸入β_2受体激动剂的不良反应远低于口服剂型。相对常见的不良反应有窦性心动过速、肌肉震颤（通常表现为手颤）、头晕和头疼。

（2）抗胆碱能药物　通过阻断M_1和M_3胆碱受体，扩张气道平滑肌，改善气流受限和慢阻肺的症状，可分为短效和长效两种类型。短效抗胆碱能药物（SAMA）主要品种有异丙托溴铵。长效抗胆碱能药物（LAMA）能够持久地结合M_3受体，快速与M_2受体分离，从而延长支气管扩张作用时间超过12小时，新型LAMA作用时间超过24小时，常用LAMA包括噻托溴铵、格隆溴铵等。吸入抗胆碱能药物的不良反应比较少见，常见的有口干、咳嗽、局部刺激、吸入相关的支气管痉挛、头痛、头晕；少见的有荨麻疹、闭角型青光眼、心率加快；罕见的有过敏性反应（舌、唇和面部的血管性水肿）、眼痛、瞳孔散大、心悸、心动过速、喉痉挛、恶心及尿潴留。

（3）茶碱类药物　可解除气道平滑肌痉挛，缓释型或控释型茶碱口服1~2次/日可以达到稳定的血浆药物浓度，对治疗稳定期慢阻肺有一定效果。不良反应与个体差异和剂量相关，常见的有恶心、呕吐、腹痛、头痛、胸痛、失眠、兴奋、心动过速、呼吸急促。过量使用可出现心律失常，严重者可引起呼吸、心搏骤停。茶碱的有效治疗窗小，必要时需要监测茶碱的血药浓度。

2.吸入糖皮质激素（ICS） 是控制气道炎症最有效的药物，可供选择的药物有丙酸倍氯米松（BDP）、布地奈德（BUD）和氟替卡松（FP），以定量气雾剂、干粉剂或溶液吸入。在使用1种或2种长效支气管舒张剂的基础上可以考虑联合ICS治疗。ICS的不良反应发生率低，常见的不良反应有口腔念珠菌感染、喉部刺激、咳嗽、声嘶及皮肤挫伤等，吸入后应当漱口。

六、健康管理

（一）管理目标

1.短期目标 减轻当前症状，包括缓解症状，改善运动耐力和改善健康状况。

2.长期目标 降低未来风险，包括预防疾病进展，预防和治疗急性加重，减少病死率，防治并发症。

（二）非药物管理

1.健康教育 通过健康教育提高患者自我疾病管理能力，从而改善治疗依从性和预后。

（1）减少危险因素暴露　吸烟是引起COPD的主要危险因素，因此应重视吸烟的危害性，所有COPD患者均有必要戒烟。戒烟是延缓肺功能下降与COPD进展的重要干预措施。室内烹饪时使用的现代和传统生物燃料，如柴草、木柴、木炭、庄稼杆等暴露导致女性易患COPD。

（2）疫苗接种　COPD患者规律接种流感疫苗可降低急性加重和严重并发症及病死率，因此推荐所有COPD患者接种流感疫苗，尤其是65岁以上老年人。每年秋季接种一次流感疫苗，每5~6年接种一次肺炎球菌疫苗，13价肺炎球菌疫苗（PCV13）及23价肺炎球菌多糖疫苗（PPSV23），可有效地预防肺炎球菌肺炎，降低COPD急性加重风险。

（3）氧疗　有氧疗指征的稳定期COPD患者应给予长期氧疗。长期氧疗（每天>15小时）能改善机体缺氧状态，改善患者生活质量，提高生存率。

（4）营养支持　营养状态是患者健康状况、疾病预后的决定因素之一。COPD患者经常发生营养不良，同时伴有免疫功能低下，故易引起肺部感染。营养不良、免疫功能低下和感染三者互为因果并形成恶性循环。患者应当积极预防营养不良。COPD稳定期患者的静息热量消耗较正常人增加15%~20%，因此饮食结构中可多摄入高蛋白、低碳水化合物食物，并适度脂肪摄入。

2.肺康复训练管理 内容包括呼吸训练、排痰训练和运动训练等，其中运动训练是肺康复的基石。

（1）呼吸训练　包括专门的吸气训练和呼气训练。

（2）排痰训练　包括体位引流、胸部叩击、震颤及咳嗽训练等。目的是促进呼吸道分泌物排出，降低气流阻力，减少支气管的感染。

（3）运动训练　是肺康复的核心内容。常用的干预方法包括耐力训练（步行、运动平板、踏车）、阻力/力量训练、神经肌肉电刺激等。标准的肺康复方案为每周进行2次至少30分钟的有氧运动训练和阻抗或力量训练，持续6~8周，可改善COPD患者的呼吸困难和健康状况，提高运动耐力。

任务五　痛　风

一、认识痛风

痛风是指长期嘌呤代谢障碍和（或）尿酸排泄障碍所致血尿酸增高，尿酸盐结晶沉积在关节囊、滑膜囊、软骨、骨质等组织，引起组织损伤的一组疾病。以高尿酸血症、反复发作的急性关节炎、痛风石形成、慢性关节炎和关节畸形，以及在病程后期出现肾尿酸结石和痛风性肾实质病变为临床特点，严重者可并发心脑血管疾病、肾功能衰竭，最终可能危及生命，是糖尿病、代谢综合征、血脂异常、慢性肾脏病和脑卒中等疾病发生的独立危险因素。

二、临床表现

痛风的临床过程主要分为以下几个阶段：无症状期、急性发作期、间歇期、慢性期、肾脏病变期。

1.无症状期　这一阶段常常无任何临床表现，仅仅有血尿酸水平升高，通常在痛风病程的早期，有一部分人则可以持续数年或数十年，然后才有痛风急性发作，甚至也有个别的人可以终身不发生临床痛风。

2.急性发作期　多在午夜或清晨突然起病，关节剧痛，数小时内到达高峰，受累关节出现红、肿、热、痛和功能障碍；首次发作累及单一关节，单侧第1跖趾关节最常见；发作呈自限性，多于2周内自行缓解，红肿消退后受累关节处皮肤脱屑；可伴高尿酸血症，但部分急性发作时血尿酸水平正常；关节液或痛风石中发现尿酸盐结晶；可伴有发热。在发病期血尿酸已经生成沉淀，所以尿酸值比平时最高。

3.间歇期　是指痛风两次发病的间隔期，这个时期血尿酸值低，浓度偏高。持续时间一般为几个月至一年。如果不采取降尿酸方法，会频繁发作，病程延长。

4.慢性期　主要表现是存在痛风石、慢性关节炎、尿酸结石和痛风性肾炎及并发症。

此时痛风频繁发作，身体一些部位开始出现痛风石，随着时间的延长痛风石逐步变大。痛风石常出现在耳轮，其余见于跖趾关节、手指关节等。

5.肾脏病变期　主要表现为三种形式，即尿酸盐肾病、尿酸性肾结石、急性梗阻性肾病。

三、流行病学

随着居民生活水平与饮食结构的改变，痛风发病率也在增加，并呈现低龄化趋势。高尿酸血症在不同种族患病率为2.6%～36%，痛风为0.03%～15.3%，近年呈现明显上升和年轻化趋势。分析显示，中国高尿酸血症的总体患病率为13.3%，痛风为1.1%，其中，男性多见于40岁以上的人群，女性多见于绝经后的妇女，男女之比为（2～7）∶1，痛风成为继糖尿病之后又一常见代谢性疾病。

四、危险因素及风险评估

1.痛风的危险因素

（1）年龄　高尿酸血症、痛风与年龄因素有关。中老年人为原发性痛风的高发群体，44岁为平均发病年龄。可能与中老年年龄较大、肾功能减退、尿酸排泄减少有关。近年来，随着人们生活水平的提高及饮食结构的改变，发病年龄具有年轻化的趋势。

（2）性别　高尿酸血症和痛风的发病率与性别有关，可能与雌激素水平相关。女性绝经前分泌的雌激素能够加大肾脏对尿酸的清除作用，女性绝经后，雌激素水平便会显著降低，肾脏对尿酸的清除概率便会大幅下降，进而血尿酸水平会相应升高。

（3）遗传因素　如果双亲都具有高尿酸血症与痛风，会比单亲患有高尿酸血症与痛风的患病率更高且病情更重。

（4）生活方式　经济水平、饮食、生活习惯与痛风的发生有关。如果进食过多高蛋白、肉类与海鲜食品，便有可能使痛风发病率增加。此外，饮酒可诱发痛风性关节炎发作，可能与乙醇引起肾脏排泄尿酸减少和尿酸生成增加有关。另一研究发现，摄入较多的奶制品，高尿酸血症和痛风的概率会降低。

（5）肥胖　过于肥胖、体内的脂肪过多，便有可能使血尿酸处于持续升高的趋势中，尿酸生成增多且肾脏排泄的尿酸数量也会减少。

（6）药物　某些药物与痛风及高尿酸血症发生有关。例如，长期口服利尿药会使肾小管对尿酸盐的重吸收增加，从而出现高尿酸血症。另外，服用阿司匹林药物在一定时期内能使病情获得改善，但是如果长期服用，将会出现反作用。

（7）运动　长期进行体育锻炼的人群，发生高尿酸血症与痛风的概率较高，较多的体育锻炼会使机体内产生过多的乳酸，乳酸将会使肾脏排泄尿酸的功能被抑制，进而人们体内的血尿酸便会升高，而运动过少人群患有高尿酸血症与痛风的概率便会降低。

2.痛风的风险评估

（1）痛风高危人群发生痛风的概率比一般人要高很多，所以要及时评估，以便早期发现。男女痛风发病比例为（2~7）：1。其中男性多在40~60岁发病，并且发病年龄日趋年轻。女性在绝经前由于雌激素对尿酸的抑制作用一般不发生痛风，在绝经后痛风发生率会增加。

（2）痛风的发生与肥胖有关。研究表明，痛风老年人的体重超过标准体重的17.8%、男性腰围大于90cm、女性腰围大于85cm，体表面积越大，血清尿酸值越高。

（3）老年人如果合并高尿酸血症、高脂血症、高血压等代谢综合征，则发生痛风的概率也要比一般人高。

（4）高尿酸血症老年人更有可能发生痛风，其中大约20%的老年人会发生痛风性关节炎。

五、治疗药物

治疗痛风的要点主要包括控制高尿酸血症，预防尿酸盐沉积，迅速终止急性关节炎发作，防止尿酸结石形成和肾功能损害。

一般治疗主要包括：调节饮食，控制总热量摄入，限制饮酒和高嘌呤食物，每日饮水2000ml以上，以增加尿酸的排出；慎用抑制尿酸排出的药物如利尿剂、阿司匹林等；避免各种诱发因素如暴食酗酒、受凉受潮等；积极治疗相关疾病，如高脂血症、糖尿病、高血压病等。

秋水仙碱或非甾体抗炎药（NSAIDs）是急性关节炎发作的一线治疗药物，有禁忌或效果不佳时可考虑选择糖皮质激素控制炎症。常用的降尿酸药物包括抑制尿酸合成（别嘌醇、非布司他）和促进尿酸排泄（苯溴马隆）两类药物，应综合考虑药物的适应证、禁忌证来选择降尿酸药物。

1.秋水仙碱 用于急性期痛风性关节炎、短期预防痛风性关节炎急性发作，为痛风急性发作一线用药。当痛风发作时，建议早期、小剂量起始秋水仙碱治疗。禁用于妊娠及哺乳期妇女、对本品过敏者、对骨髓增生低下及肝肾功能不全者。常见不良反应有恶心、呕吐、腹痛、腹泻，应减少用量，严重者立即停药。长期应用有导致骨髓抑制的可能，应定期监测血常规。

2.NSAIDs 塞来昔布，通过抑制COX-2抑制前列腺素合成治疗患者痛风发作时的急性疼痛。禁用于对磺胺过敏者、对阿司匹林或其他非甾体抗炎药物过敏或诱发哮喘者及对本品过敏者、有活动性消化道溃疡或出血患者、冠状动脉旁路移植术史者、重度心力衰竭患者。使用疗程短，不良反应出现相对少，长期应用常见不良反应为胃肠胀气、腹痛、腹泻、消化不良、咽炎、鼻窦炎，由于水钠潴留出现的下肢水肿、头痛、头晕等；少见口炎、便秘、心悸、疲乏、四肢麻木、肌肉痉挛、血压升高；偶见AST、ALT升高。

3.糖皮质激素 泼尼松，主要用于严重急性痛风发作伴有较重全身症状，秋水仙碱、

NSAIDs治疗无效或使用受限的患者以及肾功能不全患者。禁用于高血压、血栓症、胃十二指肠溃疡、精神疾病、电解质代谢异常、心肌梗死、内脏手术及青光眼等患者，对本品及肾上腺皮质激素类药物有过敏史患者，真菌和病毒感染者。较大剂量易引起糖尿病、消化性溃疡和类库欣综合征症状（如满月脸、水牛背），对下丘脑—垂体—肾上腺轴抑制作用较强。并发感染主要为不良反应，其他不良反应如水、电解质紊乱（钠潴留、钾流失），骨质疏松，失眠等；偶见皮质类固醇肌病。若长期使用，需同时口服胃黏膜保护剂、钙剂和钾离子，并密切关注心血管安全性并监测电解质。急性发作仅累及1~2个大关节，全身治疗效果不佳者，可考虑关节腔内注射短效糖皮质激素，避免短期内重复使用。

4.别嘌醇　抑制尿酸合成，为痛风患者一线用药。禁用于对本品过敏、严重肝肾功能不全和明显血细胞低下者，以及妊娠及哺乳期妇女。可引起皮肤过敏反应及肝肾功能损伤，严重者可发生致死性剥脱性皮炎等超敏反应综合征。应从小剂量开始用药，用药期间定期检查血常规及肝肾功能，一旦出现皮疹建议立即停药。

5.非布司他　抑制尿酸合成，为痛风患者的长期降尿酸治疗用药。与硫唑嘌呤、巯嘌呤存在配伍禁忌，禁止同服。不良反应包括肝功能损害、恶心、皮疹、横纹肌溶解、肾小管间质性肾炎、精神异常等。应从小剂量开始用药，定期监测肝功能。

6.苯溴马隆　用于痛风性关节炎间歇期及痛风结节肿等的二线用药。禁用于对本品中任何成分过敏者，严重肝损伤患者，妊娠期、有可能妊娠及哺乳期妇女。不良反应有恶心、腹部不适等。用药期间注意大量饮水，防止肾结石的发生；定期监测肝肾功能及血尿酸，必须在痛风性关节炎急性症状控制后使用。用药期间出现持续性腹泻，应立即停药；若出现痛风发作，建议将所用药量减半，必要时服用秋水仙碱或NSAIDs。

7.碱化尿液治疗　碳酸氢钠，适用于慢性肾功能不全合并高尿酸血症和（或）痛风患者。过敏者禁用，主要不良反应为胀气、胃肠道不适，长期应用需警惕钠负荷过重及高血压。

六、健康管理

（一）药物管理

反复发作的慢性痛风性关节炎，需要关注除关节炎之外其他的合并症或并发症，严格掌握常规抗炎症药物的使用方法以及可能的不良反应，用药中应避免滥用抗菌药物、长效糖皮质激素；规范使用降尿酸治疗药物，长期有效地控制血尿酸水平，减少痛风的反复发作；痛风急性发作积极抗炎，降尿酸过程中必要时联合预防发作药物。

（二）非药物管理

1.饮食管理

（1）总的饮食原则　"三低、一多和一高"，即低嘌呤、低脂、低盐，多喝水、高维生素摄入。

（2）蛋白质和碳水化合物　可以选择牛奶、鸡蛋、谷类等，尽量避免选择海鲜、肉等含嘌呤比较高的动物蛋白；应该摄入充分的碳水化合物，适量的碳水化合物能防止身体产生酮体，也有利于降低尿酸。

（3）低嘌呤饮食　嘌呤可以转换为尿酸，从而导致机体尿酸值升高，加快痛风的形成，每日嘌呤摄入量控制在150mg以下。

（4）多饮水　痛风者每日饮水量应该维持在2000~3000ml，多饮水有利于尿酸的排出，可选白开水、矿泉水等。

（5）低盐、低脂饮食　过高的脂肪会使尿酸排泄少，尿酸值升高，钠可促进尿酸沉淀。

（6）补充无机盐和维生素　多摄入B族和C族维生素，促进组织内尿酸的溶解。同时多吃新鲜的蔬菜和水果，有利于促进尿酸的排泄。

（7）禁酒和刺激性食物　啤酒中含有大量的嘌呤，可使尿酸值升高，诱发痛风，要禁饮。辣椒、咖喱、胡椒、花椒、芥末、生姜、浓烈香料及辛辣调味品会抑制尿酸排泄，诱使痛风急性发作，应避免食用。

2.运动管理

（1）急性发作期应卧床休息，抬高患肢，避免受累关节负重。

（2）平时生活注意劳逸结合，避免劳累，注意保护受累关节。

（3）适当运动可预防痛风发作，运动量一般以中等运动量为宜，少量出汗为宜，每日早、晚各30分钟，每周3~5次。

任务六　骨质疏松症

一、认识骨质疏松症

骨质疏松症（OP）是一种以低骨量及骨组织微结构退变为特征，伴有骨脆性增加和骨折危险度增高的全身性骨代谢性疾病。各年龄段均可发生，但多见于绝经期后女性和老年男性。骨质疏松症可分为原发性和继发性两类，原发性骨质疏松症包括绝经后骨质疏松症（Ⅰ型）、老年骨质疏松症（Ⅱ型）和特发性骨质疏松症（青少年型）。绝经后骨质疏松症一般发生在女性绝经后5~10年内；老年骨质疏松症一般指70岁以后发生的骨质疏松；特发性骨质疏松症主要发生在青少年，病因不明，继发性骨质疏松症指由影响骨代谢的疾病或药物或其他明确病因导致的骨质疏松。

二、临床表现

多数骨质疏松症患者没有明显的临床症状，随着骨量丢失、骨微结构破坏、骨骼力学性能下降及微骨折的出现等，患者可出现腰背疼痛，严重者出现脊柱变形，甚至出现骨质疏松性骨折等严重后果。

1.疼痛　可表现为腰背疼痛或全身骨痛，夜间或负重活动时加重，可伴有肌肉痉挛、活动受限等。

2.脊柱变形　严重骨质疏松症患者，因椎体压缩性骨折，可出现身高变矮或脊柱驼背畸形等，导致脊髓神经受压，或影响心肺功能及腹部脏器功能异常，出现便秘、腹痛、腹胀、食欲减退等不适。

3.骨折　骨质疏松性骨折属于脆性骨折，通常指在日常生活中或受到轻微外力时发生的骨折。骨折发生的常见部位为椎体（胸、腰椎）、髋部（股骨近端）、前臂远端和肱骨近端等。骨质疏松性骨折发生后，再骨折的风险显著增高。

三、流行病学

随着我国人口老龄化加剧，骨质疏松症患病率快速攀升，50岁以上人群骨质疏松症患病率为19.2%，其中女性为32.1%，男性为6.9%；65岁以上人群骨质疏松症患病率为32%，其中女性为51.6%，男性为10.7%。根据流行病学资料估算，目前我国骨质疏松症患病人数约为9000万，其中女性约7000万。骨质疏松性骨折的常见部位包括椎体、前臂远端、髋部、肱骨近端和骨盆等，其中椎体骨折最为常见，骨质疏松性骨折的危害巨大，是老年患者致残和致死的主要原因之一。

四、危险因素

凡是可以导致骨的净吸收增加，促使骨微结构紊乱的因素，都可导致骨质疏松症的发生。主要危险因素如下。

1.年龄和性别　人体骨骼中的矿物含量在30岁左右达到最高的峰值骨量，骨量积累水平越高，中老年后发生骨质疏松症的时间就越晚，症状与程度也越轻。

2.体重　绝经后，体内的骨密度与其体重大小成正相关，骨密度的增高意味着患上骨质疏松症的可能性会降低，因此女性绝经后骨质疏松症的危险因素是低重量。

3.遗传因素　会直接影响人体骨量的高低以及骨质丢失速度，有骨质疏松症家族史者更易患。

4.营养因素

（1）矿物质

1）钙：当体内的钙丢失量多于摄入量时，骨骼会脱钙，从而导致骨质疏松症。

2）磷：磷促进骨基质的合成和矿物质的沉积，但高磷膳食影响钙的吸收。

3）钠：钠的摄入量增加会使尿中钙的排出量增加，导致骨密度降低。

4）氟：氟对骨质的生长和钙化起重要的作用，氟摄入量减少，会导致骨质疏松症；摄入过多的氟则会导致钙伴随氟大量沉积于骨骼，造成血钙下降，导致骨钙丢失。

5）锌：缺锌会导致骨骼发育异常，如长骨变短、增厚，不利于胶原形成，使骨钙化过程减弱，生长迟缓。

（2）蛋白质 蛋白质摄入不足会阻碍骨形成。摄入过多，导致高钙尿、持续的高钙尿进而引发负钙平衡，从而无法通过增加钙的摄入得以纠正。

（3）维生素

1）维生素D：缺乏维生素D对不同年龄的人有不同的影响，成人表现为骨质疏松症，尤其是妊娠、哺乳期妇女以及老年人易发生。

2）维生素K：参与并影响骨形成及代谢过程。

3）维生素C：参与胶原的合成。

5. 激素

（1）甲状腺激素 甲状腺功能亢进期，细胞因子白细胞介素-6过量产生，同时破骨细胞活性增强，骨吸收增加，易诱发骨质疏松症。此外，甲状腺功能亢进患者血液中钙浓度远低于正常人，诱发骨量减少，进一步导致骨质疏松症。

（2）糖皮质激素 大量应用糖皮质激素，骨矿物质密度逐渐降低，从而导致骨质疏松症的发生。

6. 不健康生活方式 体力活动少、阳光照射不足、吸烟、过量饮酒、钙和（或）维生素D缺乏、过量饮用含咖啡因的饮料、营养失衡、蛋白质摄入过多或不足等。

7. 影响骨代谢的疾病 包括性腺功能减退症、糖尿病、甲状腺功能亢进症等多种内分泌系统疾病，风湿免疫性疾病，胃肠道疾病，血液系统疾病，神经肌肉疾病，慢性肝肾及心肺疾病等。

8. 影响骨代谢的药物 包括糖皮质激素、质子泵抑制剂、抗癫痫药物、芳香化酶抑制剂、促性腺激素释放激素类似物、抗病毒药物、噻唑烷二酮类药物和过量甲状腺激素等。

五、治疗药物

抗骨质疏松症药物按作用机制分为骨吸收抑制剂、骨形成促进剂、双重作用药物等。

1. 双膦酸盐类 是焦磷酸盐的稳定类似物，与骨骼羟基磷灰石具有高亲和力，能够特异性结合到骨重建活跃部位，抑制破骨细胞功能，从而抑制骨吸收。不同双膦酸盐抑制骨吸收的效力存在明显差别，目前用于防治骨质疏松症的双膦酸盐类药物主要包括阿仑膦酸钠、唑来膦酸等。双膦酸盐类药物总体安全性较好，不良反应主要表现为胃肠道反应，包括上腹不适、腹胀、反酸等症状。活动性胃十二指肠溃疡、反流性食道炎、功能性食管活动障碍者慎用；部分患者首次口服或静脉输注双膦酸盐后可能出现一过性发热、骨痛、肌痛等一过性"类流感样"症状，多在用药3天内自行缓解。

2. RANKL单克隆抗体 地舒单抗是一种RANKL抑制剂，为特异性RANKL的完全人源化单克隆抗体，能够抑制RANKL与其受体RANK结合，减少破骨细胞形成、功能和存活，从而降低骨吸收、增加骨密度、改善皮质骨和松质骨的强度、降低骨折发生风险。地舒单抗总体安全性良好，但应注意地舒单抗为短效作用药物，一旦停用，需要序贯双膦酸盐类或其他药物，以防止骨密度下降或骨折风险增加。

3. 降钙素　是一种钙调节激素，能抑制破骨细胞的生物活性、减少破骨细胞数量、减少骨量丢失并增加骨量，还可有效缓解骨痛。目前应用于临床的降钙素制剂有鳗鱼降钙素类似物依降钙素和鲑降钙素。降钙素总体安全性良好，但鼻喷剂型鲑降钙素具有潜在增加肿瘤风险的可能，因此其连续使用时间一般不超过3个月。

4. 绝经激素（雌激素）　绝经激素治疗（MHT）能有效减少绝经后妇女骨量丢失，降低椎体、非椎体及髋部骨折的风险，主要包括无子宫妇女单雌激素治疗（ET）、有子宫妇女雌加孕激素治疗（EPT）以及一种独特的MHT药物替勃龙治疗。

5. 甲状旁腺激素类似物（PTHa）　是促骨形成药物，如特立帕肽。间断使用小剂量PTHa能刺激成骨细胞活性，促进骨形成、增加骨密度、改善骨质量、降低椎体和非椎体骨折风险。特立帕肽总体安全性良好，常见不良反应为恶心、眩晕等。

6. 活性维生素D及其类似物　目前使用较多的是活性维生素D及其类似物，如阿法骨化醇、骨化三醇及艾地骨化醇。艾地骨化醇为新型活性维生素D衍生物，不需要肾脏活化即可发挥生理活性，更适用于老年人、肾功能减退的患者，具有提高骨密度、减少跌倒、降低骨折风险的作用。活性维生素D总体安全性良好，但服药期间不宜同时补充较大剂量的钙剂，并建议定期监测血钙和尿钙水平。

7. 维生素K类（四烯甲萘醌）　四烯甲萘醌是维生素K_2的一种同型物，是γ-羧化酶的辅酶，在γ-羧基谷氨酸的形成中起着重要作用，γ-羧基谷氨酸是骨钙素发挥正常生理功能所必需的，具有提高骨量的作用，安全性良好。

六、健康管理

（一）治疗原则

骨质疏松症的治疗应遵循综合治疗、早期治疗的原则。综合治疗，包括饮食、运动和药物治疗，早期治疗可减轻症状、延缓病变进程、改善预后、降低骨折发生率。

（二）药物管理

抗骨质疏松药物疗程应个体化，所有治疗应至少坚持1年。在最初3～5年治疗期后，应该全面评估患者发生骨质疏松性骨折的风险，包括骨折史、新出现的慢性疾病或用药情况、身高变化、骨密度变化、骨转换生化指标水平等。若患者治疗期间身高仍下降，则必须进行胸腰椎X线摄片检查。

1. 对于椎体、非椎体、髋关节骨密度均较低患者　建议选用广谱抗骨质疏松药物，即抑制骨吸收类药物，包括双膦酸盐类、RANKL抑制剂。

2. 对于高骨折风险的骨质疏松症患者　建议选择双膦酸盐类、RANKL抑制剂。

3. 对于极高骨折风险患者　建议选用静脉双膦酸盐类、RANKL抑制剂或者甲状旁腺激素。

4.**对于口服不能耐受或者禁忌的患者**　建议选择静脉双膦酸盐类或者RANKL抑制剂。

5.**对于肾功能不全者**　推荐RANKLE抑制剂，并补充足量的钙和维生素D。

6.**对于仅椎体骨折高风险患者**　推荐使用甲状旁腺激素。

7.**对于新发骨折伴疼痛患者**　推荐使用降钙素类。

（三）非药物管理

非药物管理包括调整生活方式和使用骨健康基本补充剂。

1.调整生活方式

（1）加强营养，均衡膳食　建议摄入富钙、低盐（5g/d）和适量蛋白质，每日蛋白质摄入量为1.0～1.2g/kg，日常进行抗阻训练的患者每日蛋白质摄入量为1.2～1.5g/kg。动物性食物摄入总量应争取达到平均每日120～150g，推荐每日摄入牛奶300～400ml或蛋白质含量相当的奶制品。

（2）充足日照　直接暴露皮肤于阳光下接受足够紫外线照射。注意避免涂抹防晒霜，但需防止强烈阳光照射灼伤皮肤。

（3）规律运动　增强骨骼强度的负重运动，包括散步、慢跑等活动；增强肌肉功能的运动，包括重量训练和其他抵抗性运动。

（4）戒烟、限酒、避免过量饮用咖啡及碳酸饮料。

（5）尽量避免或少用影响骨代谢的药物。

（6）采取避免跌倒的生活措施，如清除室内障碍物、使用防滑垫、安装扶手等。

2.骨健康基本补充剂

（1）钙剂　充足的钙摄入对获得理想峰值骨量、缓解骨丢失、改善骨矿化和维护骨骼健康有益。中国居民中青年推荐每日钙摄入量为800mg（元素钙），50岁以上中老年、妊娠中晚期及哺乳期人群推荐每日摄入量为1000～1200mg，可耐受的最高摄入量为2000mg，建议尽可能通过膳食摄入充足的钙，饮食中钙摄入不足时，可给予钙剂补充。

（2）维生素D　充足的维生素D可增加肠钙吸收、促进骨骼矿化、保持肌力、改善平衡和降低跌倒风险等。维生素D不足可导致继发性甲状旁腺功能亢进，增加骨吸收，从而引起或加重骨质疏松症。首先建议接受充足的阳光照射，对于维生素D缺乏或不足者，应给予维生素D补充剂。

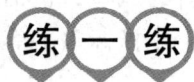

练一练

【实训目的】

能针对常见慢性病开展健康管理。

【实训材料】

1.布置模拟药房的健康管理场景。

2.常见慢性病案例、常用药物。

【实训步骤】

1.将学生随机分为4人一组，每组发放一个慢性病案例，开展情景模拟，药师角色对患者角色进行健康管理。

2.布置任务：以小组为单位分析讨论案例。

（1）根据试题背景资料，填写患者基本信息。

（2）根据患者病情和用药信息，对患者正在服用的药物进行用药指导，准确答出治疗药物的作用机制、常见不良反应和用药注意事项。

（3）针对患者情况进行疾病相关知识和日常生活管理的健康教育。

3.学生准备：通过药品说明书、相关参考资料或手机上网等方式准备模拟情景，查找疾病相关知识。

4.学生执行任务：进行情景模拟，填写慢性病管理单（表4-11），并回答其他同学和老师提出的问题。

表4-11　慢性病管理单

患者 基本信息	性别：　　　年龄： 身高：　　　体重：　　　BMI：		
	临床诊断依据		
	不良嗜好		
	过敏史		
	疾病史		
	家族史		
	合并症		
用药指导	药物作用机制	治疗药物1：	
		治疗药物2：	
	常见不良反应	治疗药物1：	
		治疗药物2：	
	用药注意事项		
健康教育	疾病相关知识		
	日常生活管理		
填写人：			

5.教师点评：教师根据学生们的分析讨论情况做一个总结，并指出不足之处。

6.老师对每组学生的全程表现进行评分。

思一思

1.对于高血压患者，日常生活习惯有哪些需要注意事项？

2.如何对糖尿病患者进行健康教育？

项目五　常见疾病用药指导

在药店工作中询问患者病情是最为基本的内容，如患者当前的个人感受、用药情况、饮食习惯、生活习惯、发病史、家族史等。对患者了解得越全面，越有利于对病情的评估。从临床问病荐药过程来看，病情评估与病情询问是重要的两个环节。很多患者对自身的病情叙述并不准确，如儿童或老年患者。那么就需要在病情询问过程中由药师引导患者详细描述自身感受，并对患者具体病情做出较为准确的判断。在了解到患者基本病情与以往用药情况之后，为患者推荐相关治疗药物。在推荐药品之后，引导患者了解药品基本信息，如药品用量和用法、用药后的不良反应症状以及应急措施和注意事项等。

任务一　感冒与流行性感冒

感冒是指百姓所说的"普通感冒"，又称"伤风"、急性鼻炎或上呼吸道感染。感冒是一种常见的急性上呼吸道病毒性感染性疾病，多由鼻病毒、副流感病毒、呼吸道合胞病毒、埃可病毒、柯萨奇病毒、冠状病毒、腺病毒等引起。大多散发，冬、春季节多发，季节交替时多发。

流行性感冒是指由流感病毒引起的急性呼吸道传染疾病，传播迅速，甲型和乙型流感病毒每年呈季节性流行，甲型流感可引起全球大流行，每年10月陆续进入流感流行季节，病毒属于RNA病毒，有甲、乙、丙、丁四型。大多数为自限性，部分患者出现肺炎等并发症或基础疾病加重发展为重症。重症主要发生在老人、儿童、肥胖、孕产妇和有基础疾病的人群。病毒一般持续排毒3~7天。

一、临床表现

1.感冒　起病急，潜伏期1~3天，主要表现为鼻部症状，如喷嚏、鼻塞、流清水样鼻涕，也可表现为咳嗽、咽干、咽痒、咽痛或灼热感，甚至鼻后滴漏感。2~3天后鼻涕变稠，常伴咽痛、流泪、味觉减退、呼吸不畅、声嘶等。一般无发热及全身症状，或仅有低热、不适、轻度畏寒、头痛。

2.流行性感冒　以高热、乏力、头痛、全身酸痛等全身中毒症状重，而呼吸道症状较轻为主要特征。

二、鉴别诊断

1.过敏性鼻炎　有过敏史，常年打喷嚏和流涕，鼻黏膜苍白伴有瘙痒感，鼻分泌物内嗜酸性粒细胞增加等。

2.萎缩性鼻炎 大多是鼻腔通畅,鼻和鼻咽部干燥,鼻分泌物为块状、管筒状脓痂,伴有呼气恶臭、嗅觉减退等症状。

3.血管运动性鼻炎 无过敏史,常出现鼻黏膜间歇性血管充盈、打喷嚏和流清涕,吸入干燥空气后症状加重。

4.上呼吸道感染性疾病 如细菌性咽–扁桃体炎、疱疹性咽峡炎等均有其病变部位的特异性体征。前者咽部充血、扁桃体肿大、表面有脓性分泌物等;后者软腭、咽和扁桃体表面有灰白色疱疹和浅表溃疡伴周围红晕。

三、健康教育

(1)注意休息,每天至少保证8小时左右的睡眠时间,发热、病情较重或年老体弱患者应卧床休息,避免剧烈运动。

(2)多饮温开水补充水分,加速体内毒素排出,只要身体未出现不适,宜多饮水,但肾病者应遵医嘱,适当饮水。

(3)养成良好的生活习惯,避免过度疲劳和受凉,锻炼身体,增强免疫力。

(4)依据气候变化增减衣服,常开窗户,保持室内通风和清洁,加强空气湿度(可以使用加湿器)。

(5)感冒期间清淡饮食,进食富含维生素C的水果,如橙子、猕猴桃、橘子、柚子等,少吃过咸、过甜及油腻食物,忌食辛辣食物,忌烟酒。

(6)保持良好的呼吸道卫生习惯,咳嗽、打喷嚏用纸巾遮住口鼻,之后注意清洗双手,避免触摸眼睛、口、鼻等。

(7)年老体弱易感者应注意防护,感冒流行时应戴口罩,避免出入人多的公共场合。

(8)流感居家隔离,戴口罩。

(9)接种疫苗,流感疫苗是预防流感最有效的手段(对普通感冒无效),最好在10月底前完成免疫接种。孕妇在妊娠期的任一阶段均可接种流感疫苗,建议本年度的流感疫苗开始供应后尽早接种。

四、药物治疗

1.解热镇痛药 对乙酰氨基酚、布洛芬。

2.减轻鼻充血药 盐酸伪麻黄碱复方制剂。

3.镇咳药、祛痰药 右美沙芬、乙酰半胱氨酸。

4.抗流感病毒药 奥司他韦。

5.复方制剂 复方氨酚烷胺、氨酚伪麻美芬片(Ⅱ)/氨麻苯美。

6.其他辅助用药 维生素C。

五、常用联用方案

复方氨酚烷胺胶囊/对乙酰氨基酚/布洛芬/小儿氨酚黄那敏颗粒+维生素C。

六、常用药物

1.解热镇痛药

（1）对乙酰氨基酚

1）作用机制：抑制环氧酶（COX），减少前列腺素的合成，具有解热、镇痛作用（几乎不抗炎）。

2）适应证：用于普通感冒或流行性感冒引起的发热，也用于缓解轻至中度疼痛，如头痛、关节痛、偏头痛、牙痛、肌肉痛、神经痛、痛经。

3）用法用量：口服。6～12岁儿童，一次0.5片；12岁以上儿童及成人，一次1片，若持续发热或疼痛，可间隔4～6小时重复用药一次，24小时内不得超过4次。

4）常见不良反应：偶见皮疹、荨麻疹、药物热及粒细胞减少；长期大量用药会导致肝肾功能异常。

5）用药注意事项：①本品为对症治疗药，用于解热连续使用不超过3天，用于止痛不超过5天，症状未缓解请咨询医师或药师；②对阿司匹林过敏者慎用；③不能同时服用其他含有解热镇痛药的药品（如某些复方抗感冒药）；④肝肾功能不全者慎用；⑤孕妇及哺乳期妇女慎用；⑥服用本品期间不得饮酒或含有酒精的饮料。

（2）布洛芬

1）作用机制：抑制环氧酶（COX），减少前列腺素的合成，具有解热、镇痛、抗炎作用。

2）适应证：用于普通感冒或流行性感冒引起的发热，也用于缓解轻至中度疼痛，如头痛、关节痛、偏头痛、牙痛、肌肉痛、神经痛、痛经。

3）用法用量：混悬液，口服。1～3岁，4ml；4～6岁，5ml；7～9岁，8ml；10～12岁，10ml。

4）常见不良反应：少数患者可出现恶心、呕吐、胃烧灼感或轻度消化不良、胃肠道溃疡及出血、转氨酶升高、头痛、头晕、耳鸣、视物模糊、精神紧张、嗜睡、下肢水肿或体重骤增。

5）用药注意事项：①本品为对症治疗药，不宜长期或大量使用，用于止痛不得超过5天，用于解热不得超过3天，症状不缓解，请咨询医师或药师；②有下列情况患者慎用：支气管哮喘、肝肾功能不全、凝血机制或血小板功能障碍，如血友病；③不能同时服用其他含有解热镇痛药的药品（如某些复方抗感冒药）；④如服用过量或出现严重不良反应，应立即就医；⑤服用本品期间不得饮酒或含有酒精的饮料；⑥与肝素、双香豆素等抗凝药同用时，可导致凝血酶原时间延长，增加出血倾向；⑦与地高辛、甲氨蝶呤、口服降血糖药物同用时，能使这些药物的血药浓度增高，不宜同用；⑧与呋塞米同用时，其排钠和降压作用减弱；与抗高血压药同用时，可降低其降压效果。

2. 减轻鼻充血药 以下主要介绍伪麻黄碱。

（1）作用机制 拟交感神经药，可刺激交感神经末梢释放去甲肾上腺素，间接作用发挥拟交感神经作用，主要收缩上呼吸道血管，消除鼻咽部黏膜充血，能较好地减轻上呼吸道黏膜的充血现象。

（2）适应证 过敏性鼻炎、鼻炎、鼻窦炎等。

（3）用法用量 口服。每次30～60mg，3次/日。

（4）常见不良反应 中枢神经兴奋作用、失眠、头痛、心率加快、血压升高等，但反应较轻。

（5）用药注意事项 ①对本品过敏者禁用；②严重的高血压、冠心病、服用单胺氧化酶抑制剂及对盐酸伪麻黄碱敏感或不能耐受的患者禁用；③甲状腺功能亢进、糖尿病、缺血性心脏病、眼压高、高血压、前列腺肥大及对拟交感神经药敏感的患者慎用；④同时服用其他拟交感神经药与减充血剂的患者应慎用；⑤孕妇、哺乳期妇女慎用。

3. 镇咳药

（1）右美沙芬

1）作用机制：中枢性镇咳药，抑制咳嗽中枢而产生镇咳作用。

2）适应证：干咳，包括上呼吸道感染、支气管炎引起的咳嗽。

3）用法用量：口服液。12岁以上，10～20ml，3次/日；1～3岁，3ml；4～6岁，4ml；7～9岁，5ml；10～12岁，6ml，3次/日。片剂：一次15～30mg（1～2片），3次/日。

4）常见不良反应：胃肠道反应，如腹痛、腹泻、恶心、呕吐；过敏反应，如皮疹、荨麻疹等；神经系统，如头晕、头痛等。

5）用药注意事项：①过敏者禁用；②孕妇及哺乳期妇女禁用；③7日未见症状好转及时就医；④痰多患者慎用；⑤服药期间不得驾驶、高空作业及操作精密仪器；⑥不得与单胺氧化酶抑制剂及抗抑郁药并用；⑦可增强对中枢的抑制作用，不宜与乙醇及其他中枢神经系统抑制药物合用。

（2）乙酰半胱氨酸

1）作用机制：黏液溶解剂。其分子中所含的巯基（—SH）能使痰液中糖蛋白多肽链中的二硫键（—S—S）断裂从而降低痰液黏度，促进痰液排出。

2）适应证：痰液黏稠不易咳出者。

3）用法用量：颗粒剂。临用前加少量温开水溶解，混匀服用，或直接口服。成人，1包，3次/日；2岁以上儿童，半包，3次/日。

4）常见不良反应：胃肠道反应，如腹痛、腹泻、恶心、呕吐；过敏反应，偶有皮疹、荨麻疹等。

5）用药注意事项：①支气管哮喘患者在用本品治疗期间应严密监控，出现支气管痉挛时必须立刻停止服用；②不要与其他药物混溶在一起同时服用；③应避免同服强力镇咳药；④糖尿病患者慎用；⑤颗粒剂禁用80℃以上热开水溶解。

（3）氨溴索

1）作用机制：溴己新的N-去甲基活性代谢产物，可增加支气管分泌、降低黏液黏稠度及增强纤毛上皮细胞的活动，有助于黏液的排出。

2）适应证：痰液黏稠而不易咳出者。

3）用法用量：片剂：30mg（1~2片），3次/日，饭后服。口服溶液：成人与6岁以上儿童治疗初期，一次10ml，3次/日；长期治疗时，一次10ml，2次/日。

4）常见不良反应：胃肠道反应，如腹痛、腹泻、恶心、呕吐；过敏反应，如皮疹、荨麻疹等。

5）用药注意事项：①过敏者禁用；②建议饭后服用；③应避免与中枢性镇咳药（如右美沙芬等）同时使用，以免稀化的痰液堵塞气道；④本品为黏液调节剂，仅对咳痰症状有一定作用，在使用时应注意咳嗽、咳痰等原因，如使用7日后未见好转，应及时就医；⑤与阿莫西林、头孢呋辛、红霉素等同时服用，可导致抗生素在肺组织浓度升高。

4.抗流感病毒药 见表5-1。

表5-1 抗流感病毒药物

分类	药物	作用特点
神经氨酸酶抑制剂	奥司他韦	对甲型、乙型流感均有效 对于疑似或确诊流感并建议进行抗病毒治疗的患者，应尽早开始单一神经氨酸酶抑制剂抗病毒治疗，神经氨酸酶抑制剂不需要联合其他药物使用 孕妇在流感流行季节接受三价或四价流感疫苗注射；如果怀疑或确诊流感，建议尽早启动经验性抗病毒治疗，通常首选奥司他韦 哺乳期间抗病毒药物安全性的研究数据有限
血凝素抑制剂	阿比多尔	可用于成人甲型、乙型流感的治疗，每次200mg，每日3次，疗程5天
M2离子通道阻滞剂	金刚烷胺 金刚乙胺	仅对甲型流感病毒有效，但目前临床监测资料显示甲型流感病毒对其耐药，不建议使用

联用方案：奥司他韦+止咳药/化痰药/退烧药；对乙酰氨基酚/布洛芬+止咳药/化痰药。

奥司他韦（重症流感首选）也是妊娠期和哺乳期流感首选用药。

（1）作用机制 奥司他韦是其活性代谢产物的药物前体，其活性代谢产物奥司他韦羧酸盐是选择性的流感病毒神经氨酸酶抑制剂，能抑制病毒从被感染的细胞释放。

（2）适应证 治疗成人和1岁及以上儿童的甲型和乙型流感；预防成人和13岁及以上儿童的甲型和乙型流感。

（3）用法用量 从症状开始的两天起，成人和青少年（13岁以上）每日服用2次，每次75mg，连续使用5天。1岁以下的婴儿还没有推荐使用的剂量。对于流感预防，成人和青少年（13岁以上）的推荐剂量为75mg，1次/日。

（4）常见不良反应 胃肠道反应，如最常见恶心和呕吐，常在第一次服药时发生，其次是腹痛、腹泻；神经系统反应，如头晕头痛、失眠、乏力等。

（5）用药注意事项　①在无磷酸奥司他韦颗粒可用的情况下，不能吞咽胶囊的成人、青少年或儿童可打开胶囊将其内容物与少量（最多1茶匙）适宜甜味食品混合以掩盖苦味，甜味食品如巧克力糖浆、低糖巧克力糖浆、玉米糖浆、焦糖酱以及红糖水，混合物配制后应立即吞服；②1岁以下儿童治疗和13岁以下儿童预防慎用；③磷酸奥司他韦不能取代流感疫苗，磷酸奥司他韦的使用不应影响每年接种流感疫苗，对流感的预防作用仅在用药时才具有；④过敏者禁用；⑤可以与食物同服，减少胃刺激；⑥在使用该药物治疗期间，应该对患者的自我伤害和谵妄事件等异常行为进行密切监测，特别是儿童和青少年；⑦除非临床需要，在接种减毒流感活疫苗2周内不应服用磷酸奥司他韦，而在服用磷酸奥司他韦后48小时内不应接种减毒流感活疫苗。

5. 复方制剂

（1）复方氨酚烷胺胶囊　成分：对乙酰氨基酚250mg，盐酸金刚烷胺100mg，马来酸氯苯那敏2mg，人工牛黄10mg，咖啡因15mg。

（2）小儿氨酚黄那敏颗粒

1）成分：对乙酰氨基酚125mg，马来酸氯苯那敏0.5mg，人工牛黄5mg。

2）作用机制：对乙酰氨基酚能抑制前列腺素合成，有解热镇痛的作用；金刚烷胺可抗"亚-甲型"流感病毒，抑制病毒繁殖；咖啡因为中枢兴奋药，能增强对乙酰氨基酚的解热镇痛效果，并能减轻其他药物所致的嗜睡、头晕等中枢抑制作用；马来酸氯苯那敏为抗过敏药，能减轻流涕、鼻塞、打喷嚏等症状；人工牛黄具有解热、镇惊作用。

3）适应证：缓解普通感冒及流行性感冒引起的发热、头痛、四肢酸痛、打喷嚏、流鼻涕、鼻塞、咽痛等症状，也可用于流行性感冒的预防和治疗。

4）常见不良反应：有时有轻度头晕、乏力、恶心、上腹不适、口干、食欲缺乏和皮疹等，可自行恢复。

5）用药注意事项：①用药3~7天，症状未缓解，请咨询医师或药师；②服用本品期间不得饮酒或含有酒精的饮料；③不能同时服用与本品成分相似的其他抗感冒药；④前列腺肥大、青光眼等患者以及老年人应在医师指导下使用；⑤肝肾功能不全，有脑血管病史、精神病史或癫痫病史患者慎用；⑥孕妇及哺乳期妇女慎用；⑦服药期间不得驾驶机、车、船，从事高空作业、机械作业及操作精密仪器；⑧如服用过量或出现严重不良反应，应马上就医。

6. 其他辅助用药　以下主要介绍维生素C。

（1）作用机制　帮助胶原形成和组织修复，增强对感染的抵抗力。维生素C的作用：参与抗体及胶原形成，组织修补，苯丙氨酸、酪氨酸、叶酸的代谢，铁、碳水化合物的利用，脂肪、蛋白质的合成，维持免疫功能，羟化5-羟色胺，保持血管的完整，促进非血红素铁吸收等。

（2）适应证　用于防治坏血病，也可用于各种急、慢性传染性疾病及紫癜等的辅助治疗。

（3）用法用量　口服。用于补充维生素C：成人一次1片，1次/日。用于治疗维生素C缺乏：成人一次1~2片，3次/日；儿童一日1~3片。至少服2周。

（4）常见不良反应　长期服用每日2~3g可引起停药后坏血病，故应逐渐减量停药；长期服用大量维生素C可引起尿酸盐、半胱氨酸盐或草酸盐结石；大量服用（每日用量1g以上）可引起腹泻、皮肤红而亮、头痛、尿频（每日用量600mg以上时）、恶心呕吐、胃痉挛。

（5）用药注意事项

1）不宜长期过量服用本品，否则突然停药有可能出现坏血病症状。

2）维生素C可通过胎盘并分泌入乳汁，孕妇服用过量时，可诱发新生儿产生坏血病。

3）下列情况应慎用：①半胱氨酸尿症；②痛风；③高草酸盐尿症；④草酸盐沉积症；⑤尿酸盐性肾结石；⑥葡糖-6-磷酸脱氢酶缺乏症；⑦血色病；⑧铁粒幼细胞贫血或地中海贫血+铁粒幼细胞贫血或地中海贫血；⑨镰状细胞贫血；⑩糖尿病（因维生素C干扰血糖定量）。

4）如服用过量或出现严重不良反应，应立即就医。

5）口服大剂量维生素C可干扰抗凝药的抗凝效果。

6）巴比妥或扑米酮等可促使维生素C的排泄增加。

任务二　过敏性鼻炎

变应性鼻炎（AR），即过敏性鼻炎，是特应性个体暴露于变应原（过敏原）后主要由免疫球蛋白E（IgE）介导的鼻黏膜非感染性慢性炎性疾病。是由基因与环境互相作用而诱发的多因素疾病，其危险因素可能存在于所有年龄段。其发病原因与遗传、变应原暴露等因素有关，变应原主要分为吸入性变应原和食物性变应原。吸入性变应原是变应性鼻炎的主要原因，如螨、花粉、动物皮屑、真菌变应原等。对婴儿来说，食物性变应原多见牛奶和大豆；对成人来说，常见食物性变应原包括花生、坚果、鱼、鸡蛋、牛奶、大豆、苹果、梨等。

一、临床表现

1.**典型症状**　为阵发性喷嚏、清水样涕、鼻痒和鼻塞；可伴有眼部症状，包括眼痒、流泪、眼红和灼热感等，多见于花粉过敏患者。

（1）鼻塞　间歇性或持续性，单侧或双侧，轻重程度不一。

（2）流涕　常有大量清水样鼻涕，有时可不自觉地从鼻孔滴下，以急性发作期明显。

（3）鼻痒　多为阵发性鼻内痒，伴有嗅觉障碍、鼻塞，甚至有眼部、软腭、耳、咽喉痒感及头痛，因鼻黏膜肿胀或息肉形成可引起嗅觉障碍，嗅觉障碍可为暂时性或持久性。

（4）打喷嚏　每天数次阵发性发作，连续打喷嚏每次多于3个，多在晨起或夜晚或接触变应原后立刻发作，并有流水样或稀薄黏液样鼻涕。

2.体征 发作时最主要的体征是双侧鼻黏膜苍白、肿胀，下鼻甲水肿，鼻腔有多量水样分泌物，眼部体征主要为结膜充血、水肿，有时可见乳头样反应。

二、分类

1.按过敏原种类分类

（1）季节性AR 症状发作呈季节性，常见过敏原为花粉、真菌等季节性吸入变应原。花粉过敏引起的季节性变应性鼻结膜炎也称花粉症。不同地区季节性变应原暴露的时间受地理环境和气候条件等因素影响。

（2）常年性AR 症状发作呈常年性，常见过敏原为尘螨、蟑螂、动物皮屑等室内常年性吸入变应原，以及某些职业性变应原。

2.按症状发作时间分类

（1）间歇性AR 症状发作<4日/周，或<连续4周。

（2）持续性AR 症状发作≥4日/周，且≥连续4周。

3.按疾病严重程度分类

（1）轻度AR 症状轻微，对生活质量（包括睡眠、日常生活、工作和学习）未产生明显影响。

（2）中重度AR 症状较重或严重，对生活质量（包括睡眠、日常生活、工作和学习）产生明显影响。

三、健康教育

1.避免接触变应原 保持环境清洁，及时清除灰尘。维持室内适宜适度。花粉致敏季节，出门戴好口罩。

2.饮食管理 宜清淡饮食，忌辛辣刺激，不宜饮酒。建议患者养成记日记的习惯，记录诱发自己过敏的各种可能变应原并尽量避免接触。

3.加强锻炼 增强抵抗力。

4.日常生活注意事项 对于尘螨过敏患者，建议室内温度保持在20～25℃，相对湿度保持在50%；尽可能避免使用纺织沙发、地毯，定期使用防/除螨设备清理床垫、床单、被褥和枕头等。花粉过敏患者应关注当地的花粉信息预报，在花粉大量播散期间尽量居家并关闭门窗，外出时佩戴防护口罩和防护眼镜，鼻腔使用花粉阻隔剂；回家进入室内前要清理掉衣服和头发上的花粉，并进行鼻腔盐水冲洗、洗脸和漱口。对宠物（尤其是猫）变应原过敏的患者，最好停止饲养宠物，或将宠物饲养于户外，并使其远离卧室，注意清洁宠物及其环境。

四、药物治疗

1.糖皮质激素　布地奈德、曲安奈德、丙酸倍氯米松、氟尼缩松、糠酸莫米松、丙酸氟替卡松、糠酸氟替卡松、倍他米松、环索奈德。

2.抗组胺药　氯雷他定、西替利嗪。

3.白三烯受体拮抗剂　孟鲁司特。

4.肥大细胞膜稳定剂　色甘酸钠、尼多酸钠、四唑色酮、奈多罗米钠、吡嘧司特钾和曲尼司特。

5.减充血剂　羟甲唑啉、赛洛唑啉、萘甲唑啉。

五、常用联用方案

鼻内糖皮质激素（糠酸莫米松鼻喷雾剂）+鼻用/口服抗组胺药（盐酸左卡巴斯汀鼻喷雾剂/西替利嗪、左西替利嗪、氯雷他定、地氯雷他定、依巴斯汀）。

六、常用药物

1.糖皮质激素　以下主要介绍糠酸莫米松（鼻喷雾剂）。

（1）作用机制　局部用糖皮质激素，发挥局部抗炎作用的剂量并不引起全身作用。可能通过抑制过敏反应介质的释放产生抗过敏和抗炎效应。

（2）适应证　用于治疗成人、青少年和3~11岁儿童季节性或常年性鼻炎，对于曾有中至重度季节性过敏性鼻炎症状的患者，主张在花粉季节开始前2~4周用本品作预防性治疗。

（3）用法用量　季节过敏性或常年性鼻炎。成人：用于预防和治疗的常用推荐量为每侧鼻孔2揿（每揿为50μg），1次/日（总量为200μg），一旦症状被控制后，剂量可减至每侧鼻孔1揿（总量100μg），即能维持疗效。如果症状未被有效控制，可增加剂量至每侧鼻孔4揿（最大每日剂量），1次/日（总量400μg），在症状控制后减小剂量。3~11岁儿童：常用推荐量为每侧鼻孔1揿（每揿为50μg），1次/日（总量为100μg）。

（4）常见不良反应　常见局部不良反应，如鼻出血、带血黏液和血斑；咽炎、鼻部灼热感和刺激感，一般程度较轻。

（5）用药注意事项　①过敏者禁用；②近期接受鼻部手术或外伤者，在外伤愈合前不宜使用；③涉及鼻黏膜的未经治疗的局部感染，不应使用，第一次给药前，充分振摇瓶体，手揿喷雾器10次作为启动，直至看到均匀的喷雾，然后鼻腔给药。每揿喷出糠酸莫米松混悬液约100mg，相当于糠酸莫米松50μg。如果喷雾器停用14日或14日以上，则应在下一次应用前手揿2次，直到看到均匀的喷雾后重新启用，在每次用药前充分振摇瓶体；④禁止刺穿喷嘴；⑤记录每瓶喷过的次数，达到喷雾次数后，即使瓶中仍有药物，也应弃去（可能药量已不准确）；⑥注意常规鼻喷雾器的清洁。

2. 抗组胺药

（1）氯雷他定

1）作用机制：选择性阻断外周组胺H_1受体，缓解过敏反应引起的症状。

2）适应证：过敏性鼻炎、荨麻疹等过敏性疾病。

3）用法用量：口服。成人及大于12岁的儿童：每天1次，每次10mg。2～12岁儿童：体重＞30kg，每次10mg，1次/日；体重≤30kg，每次5mg，1次/日。

4）常见不良反应：不良反应罕见，有乏力、头痛、口干等；过量可出现中枢神经系统抑制或兴奋表现。

5）用药注意事项：①严重肝功能不全的患者慎用；②妊娠期及哺乳期妇女慎用；③抗组胺药能阻止或降低皮试的阳性反应发生，在做皮试前约48小时停止使用本药；④对本品过敏者禁用，过敏体质者慎用。

（2）西替利嗪

1）作用机制：第二代H_1抗组胺药，为长效的具选择性的口服强效抗变态反应药。用于季节性或常年性过敏性鼻炎，以及由变应原引起的荨麻疹、皮肤瘙痒。

2）适应证：用于治疗季节性变应性鼻炎（过敏性鼻炎、花粉症）。

3）用法用量：口服。成人或12岁以上儿童：每次10mg，1次/日，如出现不良反应，可改为早晚各5mg。6～11岁儿童：根据症状的严重程度不同，推荐起始剂量为5mg或10mg，1次/日。2～5岁儿童：推荐起始剂量为2.5mg，1次/日，最大剂量可增至5mg，1次/日或2.5mg每12小时一次。

4）常见不良反应：最常见的不良反应是镇静、头痛、口干、疲乏和恶心。

5）用药注意事项：①12岁以下儿童暂不推荐使用；②肾功能障碍者应适当减量；③超剂量使用可引起致死性心律失常；④对驾驶、高空作业、潜水等人员用药量应严格控制在安全范围内；⑤服用本品时应谨慎饮酒，服药期间不得驾驶车、船，从事高空作业、机械作业以及操作精密仪器；⑥连续使用西替利嗪1个月以上，应更换药物品种，以防产生耐药性。

（3）伊巴斯汀

1）作用机制：组胺H_1受体的拮抗剂，抑制组胺释放。

2）适应证：用于伴有或不伴有过敏性结膜炎的过敏性鼻炎（季节性和常年性）、慢性特发性荨麻疹的对症治疗，以及湿疹、皮炎、痒疹、皮肤瘙痒症等。

3）用法用量：成人或12岁以上儿童：每次一片（10mg）或两片（20mg），1次/日。本品与或不与食物同服均可。

4）常见不良反应：过敏症，罕见皮疹、浮肿发生；消化道反应，偶见口干、胃不适；肝功能异常，偶见GPT、ALP升高；有时困倦，偶见头痛、头晕。

5）用药注意事项：①有肝功能障碍者或障碍史者慎用；②驾驶或操纵机器期间慎用；③妊娠期、哺乳期慎用；④本品必须用少量水整片吞服；⑤本品不建议用于12岁以下儿童或有吞咽困难的患者。

3.白三烯受体拮抗剂 以下主要介绍孟鲁司特。

（1）作用机制 特异抑制气道中的半胱氨酰白三烯（CysLT1）受体，从而达到改善气道炎症，有效控制哮喘症状。

（2）适应证

1）孟鲁司特片：适用于15岁及15岁以上人群哮喘的预防和长期治疗，治疗对阿司匹林敏感的哮喘患者以及预防运动诱发的支气管收缩。

2）孟鲁司特咀嚼片：适用于2～14岁儿童哮喘的预防和长期治疗，包括预防白天和夜间哮喘症状，治疗对阿司匹林敏感的哮喘患者以及预防运动诱发的支气管收缩。

（3）用法用量 1次/日，每次一片（10mg）。

（4）常见不良反应 一般耐受性良好，不良反应轻微；偶可见过敏反应，如皮疹、瘙痒等；神经精神事件，如兴奋、攻击行为或敌意、焦虑等；胃肠道反应，如恶心、呕吐、腹泻等

（5）用药注意事项 ①对本品过敏者禁用；②服用该品种的成人、青少年和儿童患者可患者可根据自身的情况在需要时服药，同时患有哮喘和过敏性鼻炎的患者应每晚用药一次。

4.肥大细胞膜稳定剂 以下主要介绍色甘酸钠。

（1）作用机制 抑制细胞内磷酸二酯酶，使细胞内环磷酸腺苷浓度增加，阻止钙离子转运入肥大细胞内，稳定肥大细胞膜，阻止肥大细胞脱颗粒，抑制组胺、5-羟色胺及白三烯等多种炎性介质的释放，发挥抗过敏作用。

（2）适应证 用于预防过敏性哮喘的发作。

（3）用法用量 ①干粉吸入：每次20mg，4～6次/日；②干粉鼻吸入：每次10mg，4次/日，用于过敏性鼻炎；③口服：每次100～600mg，3次/日，连用1～6个月，用于胃肠道变态反应性疾病。

（4）常见不良反应 干粉吸入时，少数患者有咽部刺激感，咳嗽、胸部紧迫感及恶心。

（5）用药注意事项 ①喷雾吸入可致刺激性咳嗽，本品对哮喘只起预防作用；②本品对急性哮喘发作和哮喘持续状态无作用；③停药时应逐渐减量，以预防因突然停药致哮喘复发；④肾功能不全者及孕期、哺乳期妇女慎用。

5.减充血剂 以下主要介绍羟甲唑啉。

（1）作用机制 直接激动血管 α_1 受体引起鼻腔黏膜血管收缩，从而减轻炎症所致的充血和水肿。

（2）适应证 用于急性鼻炎、慢性单纯性鼻炎、慢性肥厚性鼻炎、变应性鼻炎（过敏性鼻炎）、鼻息肉、航空性鼻窦炎、航空性中耳炎、鼻出血、鼻阻塞性打鼾和其他鼻阻塞性疾病。

（3）用法用量 喷鼻。成人和6岁以上儿童：一次1～3喷。3～5岁儿童：一次1喷，早晨或睡前各一次。

（4）常见不良反应　喷雾或滴用药过频易致反跳性鼻充血，久用可致药物性鼻炎；少数人有轻微灼烧感、针刺感、鼻黏膜干燥以及头痛、头晕、心率加快等反应；罕见过敏反应。

（5）用药注意事项　①对本品过敏者禁用；②2岁以下小儿、孕妇禁用；③有冠心病、高血压、甲状腺功能亢进症、糖尿病的患者慎用；④接受单胺氧化酶抑制剂治疗的患者禁用；⑤萎缩性鼻炎和干燥性鼻炎禁用；⑥若需长时间用药，需采取每连续使用7日后，停药几日再使用的间断性用药方式。如使用过量或发生严重不良反应时应立即就医。

任务三　急性扁桃体炎

腭扁桃体的非特异性急性炎症，常伴有不同程度的咽黏膜和淋巴组织炎症，是一种常见的咽部疾病。可由病毒或细菌感染所致，病毒感染最为常见，该病具有一定传染性，故最好能隔离患者或嘱患者戴口罩。细菌可能是外界侵入的，也可能系隐藏于扁桃体隐窝内的细菌，当机体抵抗力因寒冷、潮湿、过度劳累、体质虚弱、烟酒过度、有害气体（粉尘以及氯、氨、硫酸、硝酸、毒气、烟熏等）刺激等因素影响而骤然降低时，繁殖加强所致。有时则为急性传染病的前驱症状，如麻疹及猩红热等。多见于10～30岁人群，且往往是在慢性扁桃体炎基础上反复急性发作。春、秋两季气温变化时最多见。

一、临床表现

1.全身症状　起病急、恶寒、高热（可达39～40℃），尤其是幼儿可因高热而抽搐、呕吐或昏睡、食欲不振、便秘及全身酸痛等。

2.局部症状　咽痛明显，吞咽时尤甚，剧烈者可放射至耳部，幼儿常因不能吞咽而哭闹不安。儿童若因扁桃体肥大影响呼吸时可妨碍其睡眠，夜间常惊醒不安。

二、分类

1.急性病毒性扁桃体炎　如EB病毒、鼻病毒、流感病毒、腺病毒。

2.急性细菌性扁桃体炎　主要致病菌为A族β溶血性链球菌（化脓性链球菌），葡萄球菌、肺炎链球菌也可引起此病。

三、健康教育

（1）饮食应合理、均衡地分配各种营养物质，尽量选取易消化、吸收的食物，同时保证摄入足够的营养与热量，特别注意补充水分。

（2）清淡饮食，忌辛辣、刺激食品，多吃水果、蔬菜，如苹果、菠菜、香蕉。忌烟酒，多饮水，宜多食用富含蛋白类的食物，例如小麦、高粱、豆腐、鸡肉、牛奶等。

（3）扁桃体炎患者日常护理应注意口腔环境的卫生，保持良好心情，特别要注意规律作息，卧床休息，注意与他人隔离。

（4）保持心情愉悦，坚持体育锻炼，保持作息时间规律，保证充足的睡眠和休息。

（5）注意在房间内使用加湿器，避免空气过于干燥。

（6）急性扁桃体炎是病原体感染引起的，最好的预防措施就是提高机体抵抗力，减少或避免感染致病菌，养成良好的生活卫生习惯，减少感染机会。

（7）日常注意保暖，避免着凉，避免劳累，预防感冒。

（8）尽量少去人员密集的场所，不与急性扁桃体炎患者近距离接触，尽量不要与他人共用餐具，保持饮食卫生。

四、药物治疗

抗菌治疗：参考表5-2，对于出现咽喉痛且改良Centor评分为4分或5分（急性链球菌感染的可能性最大）的患者，建议使用抗菌药物治疗，A组β溶血性链球菌是最常见的细菌性病原体，青霉素是首选的抗菌药物，特别是在儿童和青少年患者中。

表5-2　改良Centor评分表

描述	评分
无咳嗽	1分
颈前淋巴结肿大/触痛	1分
体温超过38℃	1分
扁桃体肿大/有渗出液	1分
3~14岁	1分
15~44岁	0分
≥45岁	-1分

1.β内酰胺类　阿莫西林、青霉素V。

2.大环内酯类　阿奇霉素、克拉霉素。

3.中成药类　西瓜霜。

五、常用药物

1.β内酰胺类

（1）阿莫西林

1）作用机制：广谱抗菌药，通过抑制细菌细胞壁合成抗菌。

2）适应证：用于敏感菌导致的呼吸道感染、尿路感染等的治疗。

3）用法用量：阿莫西林胶囊（0.25g）。成人：0.5g（2粒），每6~8小时一次，一日剂量不超过4g；小儿一日剂量按体重20~40mg/kg，每8小时一次；3个月以下婴儿一日剂量按体重30mg/kg，每12小时一次。肾功能严重损害患者需调整给药剂量，其中内生肌酐清除率为 10～30ml/min 的患者每 12 小时 0.25～0.5g；内生肌酐清除率小于 10ml/min 的患者每 24 小时 0.25～0.5g。

4）常见不良反应：胃肠道反应，如腹痛、腹泻、恶心、呕吐；过敏反应，如皮疹、荨麻疹等；念珠菌、耐药菌等会引起的儿童感染；偶见兴奋、头晕、失眠等中枢神经系统症状。

5）用药注意事项：①青霉素过敏者或青霉素皮试反应阳性者禁用；②用药前必须询问过敏史并做皮试；③有哮喘等过敏性疾病史者慎用；④老年人、肾功能严重损害患者可能需调整给药剂量。

（2）青霉素 V

1）作用机制：抑制细菌细胞壁黏肽合成而对繁殖期敏感细菌有杀灭作用。

2）适应证：适用于青霉素敏感菌株所致的轻、中度感染，包括链球菌所致的扁桃体炎、咽喉炎、猩红热、丹毒等；肺炎球菌所致的支气管炎、肺炎、中耳炎、鼻窦炎；敏感葡萄球菌所致的皮肤软组织感染等。

3）用法用量：青霉素 V 钾颗粒/青霉素 V 钾片，口服。

成人链球菌感染：一次 125～250mg，每 6～8 小时一次，疗程 10 日。小儿按体重，一次 2.5～9.3mg/kg，每 4 小时一次；或一次 3.75～14mg/kg，每 6 小时一次；或一次 5～18.7mg/kg，每 8 小时一次。

4）常见不良反应：胃肠道反应，如恶心、呕吐、上腹部不适、腹泻等；过敏反应，如皮疹、荨麻疹等；二重感染，如长期或大量服用可致耐青霉素金黄色葡萄球菌、革兰阴性杆菌或白念珠菌感染（舌苔呈棕色甚至黑色）。

5）用药注意事项：①患者每次开始服用本品前，必须先进行青霉素皮试；②对青霉素类药物有过敏史者及青霉素皮试阳性反应者禁用；③对头孢菌素类药物过敏者及有哮喘、湿疹、枯草热、荨麻疹等过敏性疾病史者慎用；④本品与其他青霉素类药物之间有交叉过敏性，若有过敏反应产生，则应马上停用本品，并采取相应措施；⑤肾功能减退者应根据内生肌酐清除率调整剂量或给药间期；⑥治疗链球菌感染时疗程需 10 日，治疗结束后宜做细菌培养，以确定链球菌是否已清除；⑦长期或大剂量服用本品者，应定期检查肝、肾、造血系统功能，检测血清钾或钠。

2.大环内酯类 以下主要介绍阿奇霉素。

（1）作用机制 与细菌 50S 核糖体的亚单位结合，干扰其蛋白的合成。

（2）适应证 用于敏感细菌引起的感染，如化脓性链球菌引起的急性咽炎、急性扁桃体炎等。

（3）用法用量 口服。成人用量：第 1 日，0.5g 顿服；第 2～5 日，一日 0.25g 顿服，或一日 0.5g 顿服，连服 3 日。小儿用量：治疗小儿咽炎、扁桃体炎，一日按体重 12mg/kg 顿服（一日最大量不超过 0.5g），连用 5 日。

（4）常见不良反应 耐受性良好，不良反应发生率较低，消化道反应占大多数，主要症状包括腹泻（稀便）、上腹部不适（疼痛或痉挛）、恶心、呕吐，偶见腹胀。一般为轻至中度；偶见肝氨基转移酶可逆性升高，发生率与其他大环内酯类抗生素及青霉素类相似。

（5）用药注意事项 ①进食可能影响阿奇霉素的吸收，建议在饭前1小时或饭后2小时口服；②对大环内酯类药物过敏者禁用；③肝胆系统是阿奇霉素排泄的主要途径，肝功能不全者慎用，严重肝病患者不应使用，用药期间定期监测肝功能；④用药期间如果腹泻，考虑伪膜性肠炎的发生，应及时就医。

3.中成药类

（1）西瓜霜

1）作用机制：清热解毒，消肿止痛。

2）适应证：用于咽喉肿痛，口舌生疮，牙龈肿痛或出血，口疮，急、慢性咽炎，扁桃体炎等。

3）用法用量：含片，含服。一次2片，5次/日，5～7天为一个疗程。

4）用药注意事项：①孕妇及哺乳期妇女禁用；②忌烟酒、辛辣、鱼腥食物；③不宜在服药期间同时服用温补性中药；④糖尿病患者、儿童、年老体弱者应在医师指导下服用；⑤脾虚大便溏者慎用；⑥属风寒感冒咽痛者，有恶寒发热、无汗、鼻流清涕症状者慎用。

（2）复方硼砂含漱液（每100ml含硼砂、碳酸氢钠各1.5g，液化酚和甘油各0.3ml）

1）作用机制：硼砂与低浓度液化酚具有消毒防腐作用；甘油除对口腔黏膜具有保护作用外，还能与硼砂、碳酸氢钠发生反应生成甘油硼酸钠，更有利于主药发挥药效。

2）适应证：用于口腔炎、咽炎等的口腔消毒防腐。

3）用法用量：含漱。一次取少量（约10ml）加5倍量的温开水稀释后含漱，一次含漱5分钟后吐出，3～4次/日。

4）用药注意事项：①对本品及其成分过敏者禁用；②大面积皮肤损害者禁用本品；③含漱后应吐出，不可咽下；④3岁以下儿童禁用，老年人、孕妇及哺乳期妇女慎用；⑤误服后可引起局部组织腐蚀，吸收后可发生急性中毒，早期症状为呕吐、腹泻、皮疹以及中枢神经系统先兴奋后抑制等症状。一旦发生应马上就医；⑥用时应避免接触眼睛；⑦对本品过敏者禁用，过敏体质者慎用；⑧使用本品期间，同时使用其他口腔含漱液，应至少间隔2小时；⑨不能与生物碱的盐、氯化汞、硫酸锌以及其他金属盐并用。

任务四 消化性溃疡

消化性溃疡主要指发生在胃和十二指肠的慢性溃疡，即胃溃疡（GU）和十二指肠溃疡（DU）。溃疡的发生是胃十二指肠黏膜防御修复功能和侵袭因素之间失衡的结果，其中胃酸、胃蛋白酶的侵蚀、幽门螺杆菌（HP）感染、非甾体抗炎药（NSAIDs）的广泛使用、胃十二指肠动力异常及环境因素等都是引起消化性溃疡的常见病因。

一、临床表现

1.症状 上腹痛（钝痛、灼痛、胀痛等）为主要症状，性质多为灼痛，多位于中上腹，可偏右或偏左。一般为轻至中度持续性痛；慢性过程，可达数年；反复或周期性发作，发作有季节性，多在秋、冬或冬、春换季发病；胃溃疡多餐后痛，十二指肠溃疡多饥饿痛，进食后缓解。

2.体征 溃疡活动时上腹部可有局限性轻压痛，缓解期无明显体征。

3.并发症 出血、穿孔、幽门梗阻、癌变。

二、分类

1.胃溃疡 疼痛多位于剑突下（即通常所说的心窝）正中或偏左，多在餐后半小时出现，持续1~2小时，逐渐消失，再次进餐后疼痛重复出现，如此反复循环。

2.十二指肠溃疡 疼痛多位于上腹正中或偏右，疼痛多在餐前空腹时或半夜出现，进食或服用制酸剂后可稍缓解。

三、健康教育

（1）调整心态，注意休息，避免过度焦虑与劳累，精神上避免紧张焦虑，保持乐观平和的心理。

（2）食物的选择上应选择营养充足、易消化食物，保证蛋白质的摄入、维生素的使用，勿过度食用某种食物及饮料。

（3）避免使用损伤胃肠道黏膜的药物，如阿司匹林、皮质类固醇等，以免加重溃疡，如不可避免使用，则需加用保护胃黏膜药物，同时应谨慎使用止痛类的药物。

（4）适当地发泄情绪，不可保持抑郁的情绪，这样不利于溃疡的愈合。

（5）做些可以放松心情的运动，如太极、散步、瑜伽等，促进胃肠道的蠕动。

（6）戒烟，抽烟不利于溃疡愈合，同时会导致溃疡复发。

（7）若幽门螺杆菌试验呈阳性，则应定时服用三联抗HP治疗，同时定期复查，在日常生活中，注意与家人的碗筷隔离，避免传染他人或被他人传染，可以用开水对碗筷消毒或分开放置。

（8）若出现呕血、大便颜色发黑或者腹痛等，应立即就诊，以免延误病情。

四、药物治疗

1.质子泵抑制剂（PPI） 奥美拉唑、泮托拉唑、艾司奥美拉唑。

2.H$_2$受体阻断剂 西咪替丁、雷尼替丁、法莫替丁。

3.胃黏膜保护药 枸橼酸铋钾、硫糖铝。

4.抗酸药 碳酸氢钠。

5.抗菌药 阿莫西林、甲硝唑。

五、常用联用方案

三联：PPI/铋剂+2种抗菌药，四联：PPI+铋剂+2种抗菌药。常用抗菌药组合见表5-3。

表5-3 常用抗消化性溃疡的抗菌药组合

抗菌药组合	抗菌药1	抗菌药2
组合1	阿莫西林1.0g，2次/日	克拉霉素0.5g，2次/日
组合2	阿莫西林1.0g，2次/日	左氧氟沙星0.5g，1次/日或0.2g，2次/日
组合3	四环素0.5g，3~4次/日	甲硝唑0.4g，3~4次/日
组合4	阿莫西林1.0g，2次/日	甲硝唑0.4g，3~4次/日
组合5	阿莫西林1.0g，2次/日	四环素0.5g，3~4次/日

六、常用药物

1.质子泵抑制药 见表5-4。

表5-4 质子泵抑制剂

内容	奥美拉唑	雷贝拉唑	兰索拉唑	泮托拉唑
适应证	胃溃疡、十二指肠溃疡、反流性食管炎、佐林格-埃利森综合征等			
作用机制	抑制H^+-K^+-ATP酶，抑制胃酸分泌，抑制幽门螺杆菌			
用法用量	20mg（1片），1~2次/日	10mg（1片），1次/日	30mg（1片），1次/日	40mg（1片），1次/日
不良反应	1.消化系统：腹痛、腹泻、腹胀、恶心、呕吐 2.神经系统：头痛、头晕、失眠 3.过敏反应：皮疹、荨麻疹			
禁忌证	1.本品过敏者禁用 2.不能与奈非那韦、利匹韦林合用			
注意事项	1.肠溶片必须整粒/片吞服，不可咀嚼或压碎，更不可将压碎于食物中服用 2.严重肝肾功能损害需调整剂量 3.应在进食前服用 4.孕期、哺乳期妇女慎用 5.细菌引起的胃肠道感染使用质子泵抑制剂进行治疗时可能会导致细菌引起的胃肠道感染风险轻微升高，如沙门菌、弯曲杆菌或艰难梭菌感染；PPI治疗可能会增加艰难梭菌相关性腹泻的风险 6.长期服用质子泵抑制剂，在用药过程中，要注意可能出现的骨折风险（尤其是老年患者）；定期监测血镁水平，防止低镁血症的出现 7.注意可能与氯吡格雷存在相互作用 8.治疗胃溃疡时应首先排除溃疡型胃癌的可能，因本品治疗可减轻其症状从而延误诊断			

2. H₂受体阻断剂　见表5-5。

表5-5　H₂受体阻断剂

内容	西咪替丁	雷尼替丁	法莫替丁	尼扎替丁
适应证	慢性胃炎、消化性溃疡、反流性食管炎			
作用机制	阻断H₂受体，抑制胃酸分泌			
用法用量	200mg（1片），2次/日	150mg（1片），2次/日	20mg（1片），2次/日	150mg（1片），2次/日
不良反应	1.神经系统：头痛、头晕 2.消化系统：腹痛、腹泻、恶心、呕吐 3.过敏反应：皮疹、荨麻疹			
注意事项	1.餐后及睡前服用 2.肝肾功能不全慎用 3.西咪替丁为肝药酶抑制剂，与其他药物联用时会增加合用药物浓度 4.西咪替丁有抗雄性激素作用 5.本品过敏者禁用 6.孕妇及哺乳期禁用			

3. 胃黏膜保护药

（1）硫糖铝

1）作用机制：在受损胃黏膜表面形成一层薄膜，从而抵御胃酸对黏膜的侵袭，起到保护胃黏膜的作用。此外，硫糖铝能吸附胃蛋白酶及中和胃酸，但作用弱。

2）适应证：用于慢性胃炎及缓解胃酸过多引起的胃痛、胃灼热感（烧心）、反酸。

3）用法用量：片剂：口服。成人一次1片，4次/日，餐前1小时及睡前嚼碎后服用。颗粒剂：温开水冲服。成人一次1包，4次/日，餐前1小时及睡前服用。咀嚼片：餐前1小时及临睡前嚼碎后服用。混悬液：口服。成人一次5ml，4次/日，餐前1小时及睡前服用。

4）常见不良反应：较常见的不良反应是便秘，少见或偶见的不良反应有腰痛、腹泻、眩晕、消化不良、恶心、皮疹、瘙痒、胃痉挛、失眠、嗜睡及低磷血症。

5）用药注意事项：①本品连续使用不得超过7天，症状未缓解，请咨询医师或药师；②习惯性便秘、肝肾功能不全等患者慎用；③如服用过量或出现严重不良反应，应立即停药就医；④对本品过敏者禁用，过敏体质者慎用；⑤与四环素类、西咪替丁、苯妥英钠、华法林、各种维生素、氟喹诺酮或地高辛同时服用，可减少这些药物的吸收，故不应同服；与抗酸药、抑酸药间隔1～2小时以上服用；⑥与多酶片合用时，两药的疗效均降低。

（2）铋剂（枸橼酸铋钾颗粒/片/胶囊）

1）作用机制：在胃的酸性环境中形成弥散性的保护层覆盖于溃疡面上，阻止胃酸、酶及食物对溃疡的侵袭。本品还可降低胃蛋白酶活性，增加黏蛋白分泌，促进黏膜释放前列腺素，从而保护胃黏膜。另外，本品对幽门螺杆菌具有杀灭作用，因而可促进胃炎的愈合。

2）适应证：片剂/颗粒剂：用于慢性胃炎及缓解胃酸过多引起的胃痛、胃灼烧感和反酸（含铋110mg）。胶囊：用于胃十二指肠溃疡、慢性浅表性胃炎以及伴有幽门螺杆菌感染时。

3）用法用量：枸橼酸铋钾颗粒：口服，用30～50ml温水冲服。成人一次1包，4次/日，前3次于三餐前半小时，第4次于晚餐后2小时服用；或2次/日，早、晚各服2包。枸橼酸铋钾片：口服。成人一次1片，4次/日，前3次于三餐前半小时，第4次于晚餐后2小时服用；或2次/日，早、晚各服2片。

4）常见不良反应：无明显不良反应，服后口中可能带有氨味，并可使舌苔及粪便呈黑色，停药后可消失；偶见恶心、便秘等消化道症状。

5）用药注意事项：①本品连续使用不得超过7天，症状未缓解应及时就医；②服用本品期间不得服用其他铋剂；③本品不宜大剂量长期服用，当血铋浓度超过0.1μg/ml时，有可能导致铋性脑病；④服药前后1～2小时不要喝牛奶或抗酸剂和其他碱性药物，因牛奶和制酸药、碱性药物可干扰其作用；⑤疗程4～8周，然后停用含铋药物4～8周，如有必要可再继续服用4～8周；⑥服药期间若出现黑褐色无光泽大便但无其他不适，为正常现象，停药后1～2天后粪便色泽可转为正常；⑦如服用过量或出现严重不良反应，应马上就医；⑧对本品过敏者禁用，过敏体质者慎用；⑨严重肾功能不全者及孕妇禁用。

4.抗酸药　以下主要介绍碳酸氢钠。

（1）作用机制　弱碱性物质，口服后能中和胃酸而降低胃内容物酸度，从而解除胃酸对胃、十二指肠黏膜的侵蚀和对溃疡面的刺激，并降低胃蛋白酶活性，发挥缓解疼痛和促进愈合的作用。

（2）适应证　胃溃疡和十二指肠溃疡。

（3）用法用量　成人中和胃酸，3次/日，一次0.25～2g，饭后的1个小时服用。

（4）常见不良反应　胃内产生大量CO_2，可引起呃逆、胃肠充气等症状。

（5）用药注意事项　①本品连续使用不得超过7天，症状未缓解应及时就医；②6岁以下小儿不推荐使用；③阑尾炎或有类似症状而未确诊者及消化道出血原因不明者不宜使用；④儿童用量请咨询医师或药师；⑤如服用过量或出现严重不良反应，应立即就医；⑥对本品过敏者禁用，过敏体质者慎用；⑦本品性状发生改变时禁止使用。

5.抗菌药

（1）阿莫西林

1）作用机制：β内酰胺类抗生素，抑制细菌细胞壁合成。

2）适应证：多种感染，包括急性中耳炎、链球菌性咽炎、肺炎、HP感染等。

3）用法用量：口服。成人：一次0.5g，每6～8小时1次，一日剂量不超过4g。小儿：一日剂量按体重20～40mg/kg，每8小时1次；3个月以下婴儿一日剂量按体重30mg/kg，每12小时1次。肾功能严重损害患者需调整给药剂量，其中内生肌酐清除率为10～30ml/min的患者每12小时0.25～0.5g；内生肌酐清除率小于10ml/min的患者每24小时0.25～0.5g。

4）常见不良反应：过敏反应症状，可出现药物热、荨麻疹、皮疹和哮喘等，尤其易发生于传染性单核细胞增多症患者，少见过敏性休克；消化系统症状，多见腹泻、恶心、呕吐等症状，偶见假膜性结肠炎等胃肠道反应。

5）用药注意事项：①用药前必须进行青霉素皮内敏感试验，阳性反应者禁用；②伴有单核细胞增多和淋巴细胞增多的患者，可能会出现皮疹；③与青霉素类和头孢菌素类之间存在交叉过敏性和交叉耐药性；④长期应用可能出现白色念珠菌等非敏感性微生物引起的二重感染；⑤用药期间不得饮酒或服用含有酒精的饮料。

（2）甲硝唑

1）作用机制：抑制细菌脱氧核糖核酸的合成，从而干扰细菌的生长、繁殖，最终导致细菌死亡。

2）适应证：厌氧菌感染的治疗。

3）用法用量：成人厌氧菌感染，口服，每日0.6~1.2g，分3次服，7~10日为一疗程。小儿厌氧菌感染，口服，每日按体重20~50mg/kg。

4）常见不良反应：消化道反应最为常见，包括恶心、呕吐、食欲不振、腹部绞痛；神经系统症状有头痛、眩晕，偶有感觉异常、肢体麻木、共济失调、多发性神经炎等，大剂量可致抽搐；少数病例发生荨麻疹、潮红、瘙痒、膀胱炎、排尿困难、口中金属味及白细胞减少等，停药后自行恢复。

5）用药注意事项：①经肝代谢，肝功能不全者药物可在体内蓄积，应酌情减量；②应用期间应减少钠盐摄入量，如摄入食盐过多可引起钠滞留；③服药期间不得饮酒或含有酒精的饮料；④可诱发白色念珠菌病，必要时可并用抗念珠菌药；⑤可引起周围神经炎和惊厥，遇此情况应考虑停药；⑥可致血象改变、白细胞减少等，建议定期监测血象；⑦孕妇禁用；⑧乳汁中的浓度与血中浓度相似，哺乳期妇女若必须用药，应中断哺乳；⑨对本品和其他咪唑类药物有过敏史者应禁用。

任务五　消化不良

消化不良是由胃动力障碍所引起的一种临床综合征，也包括胃蠕动不好的胃轻瘫和胃食管反流病。导致消化不良的原因包括：①慢性胃炎（萎缩性胃炎）、胃溃疡、十二指肠溃疡、慢性十二指肠炎、慢性胆囊炎、慢性胰腺炎等；②偶发的消化不良，可能与进食过饱、进食油腻食物、饮酒过量有关；③药物因素，如使用阿司匹林、红霉素、抗恶性肿瘤药等；④精神因素，如抑郁、疼痛、失眠等也可能会影响消化功能；⑤胃动力不足，老年人由于年龄增大而胃肠动力降低，食物在胃内的停留时间过长，胃内容物排空的速度缓慢，也会引起功能性消化不良；⑥全身性疾病在胃肠方面的表现，如感染、月经期、小儿缺乏锌元素、发热、贫血、食物中毒、尿毒症、甲状腺功能减退及慢性肝炎等消耗性疾病。

一、临床表现

（1）进食或食后有腹部不适、腹胀、嗳气、上腹部或胸部钝痛或烧灼样痛、恶心，并常伴有舌苔厚腻及上腹部压痛。

（2）进食、运动或平卧后上腹正中有烧灼感或反酸，并可延伸至咽喉部。

（3）食欲下降，对油腻食品尤为反感。

（4）经常感觉饱胀或有胃肠胀气感，打嗝、排气增多，有时可出现轻度腹泻。

二、分类

1.根据病因分类　分为功能性消化不良或器质性消化不良。

2.根据症状分类　分为上腹痛综合征，以与进餐有关的上腹、烧灼感为主；餐后不适综合征，表现为正常量餐后上腹胀、早饱、恶心或嗳气。

三、健康教育

（1）平时注意规律进餐，细嚼慢咽，避免暴饮暴食。

（2）戒烟酒，忌食辛辣、生冷、油腻食物。

（3）少食甜食和产气食物，多食蔬菜、水果。某些食物或食物添加剂能够导致或加重消化不良患者的症状，如粗粮、高脂饮食、刺激或辛辣食物、碳酸饮料、酒精和浓茶等。有的食物则可能有助于减轻症状，如米饭、面包、酸奶、蜂蜜、冰糖、苹果等。

（4）避免久坐，加强运动。

（5）作息规律，培养良好的作息习惯。

（6）不规律进餐和快速进餐是导致消化不良患者症状的危险因素。不吃早餐、多餐、食用甜食和产气食物是诱发消化不良的危险因素。

四、药物治疗

上腹痛综合征患者可使用抑酸药，根据症状出现时间给药，白天出现症状者早餐前，夜间及清晨出现症状者晚上用药，抗酸药在症状出现前30分钟或餐前1小时用药，或临时服药。胆汁反流者可用抗酸药铝碳酸镁。常规治疗无效者，应进一步提示HP感染。餐后不适综合征者可使用促胃肠动力药，对伴恶心、呕吐者可选择甲氧氯普胺或多潘立酮，助消化药如乳酶生、胰酶片、多酶片、胃蛋白酶等。

1.促进食欲药　维生素B_1。

2.促胃肠动力药　多潘立酮、莫沙必利。

3.消化酶制剂　复方消化酶、乳酸菌素。

4.抑酸药　奥美拉唑、泮托拉唑、法莫替丁。

5.抗酸药 铝碳酸镁、碳酸氢钠。

五、常用联用方案

促胃动力药（主）+消化酶/健胃消食片/活菌制剂（辅）。

六、常用药物

1.促进食欲药 以下主要介绍维生素B_1。

（1）作用机制 维生素B_1参与体内辅酶的形成，能维持正常糖代谢及神经、消化系统功能。

（2）适应证 用于预防和治疗维生素B_1缺乏症，如脚气病、神经炎、消化不良等。

（3）用法用量 口服。成人，一次1片，3次/日。

（4）常见不良反应 常规剂量几乎无毒性，过量可出现头痛、烦躁、疲倦、食欲缺乏等。

（5）用药注意事项 ①必须按推荐剂量服用，不可超量服用；②遇碱性药物，如碳酸氢钠、枸橼酸钠可变质；③不宜与含鞣质的食物或中药同用；④儿童用量请咨询医师或药师；妊娠期及哺乳期妇女应在医师指导下使用；⑤如服用过量或出现严重不良反应，应马上就医；⑥对本品过敏者禁用，过敏体质者慎用。

2.促胃肠动力药

（1）多潘立酮

1）作用机制：阻断胃肠道外周多巴胺D_2受体，促进胃动力。

2）适应证：消化不良，各种原因引起的恶心、呕吐。

3）用法用量：片剂（10mg），成人，1次1片，3次/日，饭前15~30分钟服用。混悬液（1mg/ml），饭前15~30分钟服用。

4）常见不良反应：消化系统反应，如恶心、呕吐、腹痛、腹泻等；神经系统反应，如头晕、头痛、嗜睡等；过敏反应，如皮疹等；偶可致导致血清泌乳素水平升高、溢乳、男子乳房女性化等。

5）用药注意事项：①对本品过敏者禁用；②机械性消化道梗阻、消化道出血或穿孔禁用；③可能导致心律失常，心脏病患者慎用，如出现心律失常相关的症状或体征请停止用药；④催乳素瘤、嗜铬细胞瘤、乳癌患者禁用；⑤具有促胃肠动力作用，可能会影响合并使用的口服药物的吸收，如与其他药物合用需间隔2小时；⑥禁止与酮康唑或者可能会延长QT间期的CYP3A4酶强效抑制剂合用；⑦用药3天，如症状未缓解，应及时就医；⑧如服用过量或出现严重不良反应，应马上就医；⑨抗酸药或抑酸药可降低本品口服的生物利用度，不应与本品同服；⑩可能会引起头晕、嗜睡，建议在确定本品对自身影响之前不要从事驾驶、机械操作等活动。

（2）莫沙必利

1）作用机制：选择性$5-HT_4$受体激动剂，通过兴奋胃肠道胆碱能中间神经元及肌间神经丛的$5-HT_4$受体，促进乙酰胆碱的释放，从而增强胃肠道运动，改善功能性消化不良患者的胃肠道症状。

2）适应证：功能性消化不良，胃食管反流引起的胃功能障碍。

3）用法用量：5mg（1片），3次/日，饭前服用。

4）常见不良反应：消化系统反应，如恶心、呕吐、腹痛、腹泻等；过敏反应，如皮疹、荨麻疹等；神经系统反应，如头晕、头痛、眩晕。

5）用药注意事项：①对本品过敏者禁用；②消化道出血或穿孔禁用；③服用一段时间（通常为2周），消化道症状没有改变时，应停止服用并就医；④孕妇及哺乳期妇女慎用；⑤老年人用药需注意观察，发现副作用应立即进行适当的处理，如减量用药；⑥与抗胆碱药物，如硫酸阿托品、溴化丁基东莨菪碱等合用可能减弱本品的作用。

3.消化酶制剂

（1）复方消化酶

1）作用机制：胃蛋白酶、木瓜酶、胰蛋白酶促进蛋白质分解；淀粉酶、胰淀粉酶促进淀粉分解；胰脂肪酶促进脂肪分解，促进食物消化；熊去氧胆酸能增加胆汁酸分泌，提高胰酶活性，促进食物中脂肪乳化。

2）适应证：消化不良、食欲缺乏等。

3）用法用量：口服。1～2粒，3次/日，饭后服用。

4）常见不良反应：呕吐、泄泻、软便；可能发生口内不快感。

5）用药注意事项：①急性肝炎患者及胆道完全闭锁患者禁用；②儿童用量请咨询医师或药师；③对本品过敏者禁用，过敏体质者慎用。

（2）乳酸菌素

1）作用机制：形成保护层，抑制病原菌，促进有益菌生长；促进消化液分泌，增强消化。

2）适应证：用于肠内异常发酵、消化不良、肠炎和小儿腹泻。

3）常见不良反应：不良反应少。

4）用法用量：嚼服。成人3～6片/次，3次/日；小儿1～2片，3次/日。

5）用药注意事项：①与抗菌药、吸附剂间隔3小时以上服用；②对本品或牛奶过敏者禁用；③铋剂、鞣酸、药用炭等可吸附本品，避免合用；④性状发生改变时禁用；⑤嚼服5～6分钟后，宜用温水送服口内的残留药糊，水温一般以不超过40℃为佳，水温过高容易抑制乳酸菌的活性而降低药效。

4.抑酸药

（1）奥美拉唑（肠溶片/胶囊）

1）作用机制：质子泵抑制剂，能特异性地抑制胃壁细胞H^+-K^+-ATP酶，从而抑制胃酸的分泌。

2）适应证：用于胃酸过多引起的胃烧灼和反酸症状的短期缓解。

3）用法用量：20mg，口服。成人一次1粒，1次/日，用温开水送服。

4）常见不良反应：胃肠道反应、神经系统反应（感觉异常、嗜睡、失眠和眩晕）、肝酶升高、皮疹和荨麻疹等。

5）用药注意事项：①孕妇及哺乳期妇女慎用；②本品抑制胃酸分泌的作用强、时间长，故不宜同时应用其他抑酸剂；③避免与酮康唑和伊曲康唑合用；④本品为肠溶片，必须整片吞服，不可咀嚼或压碎服用；⑤过敏者禁用。

（2）法莫替丁

1）作用机制：H_2受体拮抗剂，抑制胃酸分泌，也可以抑制胃蛋白酶的分泌。

2）适应证：用于缓解胃酸过多所致的胃痛、胃灼热感（烧心）、反酸。

3）用法用量：20mg/片，餐前口服。成人一次1片，2次/日，24小时内不超过2片。

4）常见不良反应：消化系统反应，如恶心、呕吐、腹痛、腹泻等；过敏反应，如皮疹、荨麻疹等；神经系统反应，如头晕、头痛、眩晕。

5）用药注意事项：①对本品过敏者禁用；②严重肾功能不全者禁用；③孕妇及哺乳期妇女禁用。

5.抗酸药 以下主要介绍铝碳酸镁（咀嚼片）。

（1）作用机制 中和胃酸，兼有胃黏膜保护作用。

（2）适应证 与胃酸有关的胃部不适症状，如胃痛、胃灼热感（烧心）、酸性嗳气、饱胀等。

（3）用法用量 咀嚼后咽下。一次1~2片，3次/日。餐后1~2小时、睡前或胃部不适时服用。

（4）不良反应 偶见便秘、稀便、口干和食欲缺乏。

（5）用药注意事项 ①服药后1~2小时内应避免服用其他药物，因氢氧化铝可与其他药物结合而降低吸收，影响疗效；②严重心、肾功能不全者，高镁血症、高钙血症者慎用；③连续使用不得超过7天，症状未缓解请及时就医。

任务六 腹 泻

每天排便超过3次，粪质稀薄、水分增多，或含有未消化的食物，或带黏液、脓血，或脂肪成分增多，并常伴有排便急迫感、肛门不适、失禁等症状。急性腹泻常见病因包括肠道感染、食物中毒等，慢性腹泻常见病因有阿米巴痢疾、结核、肿瘤等。

一、临床表现

1.急性肠道感染者 伴有发热、腹痛、呕吐、欲泄而不爽、里急后重、大便腥臭等。

2.因食物在胃肠积滞引起的腹泻 排泄物中有未消化的食物。

二、分类

1.急性腹泻　发病急剧，病程小于2周，大多是感染引起。

2.慢性腹泻　病程在2个月以上或间歇期在2~4周内的复发性腹泻，发病原因复杂，可能是感染性或非感染性因素所致。

三、健康教育

（1）养成良好的饮食卫生习惯，饭前便后洗手。

（2）建议患者卧床休息以减少体力消耗和肠蠕动次数。

（3）由于腹泻，体内迅速丢失大量水分及无机盐，如不及时补充，容易出现脱水，导致水、电解质紊乱，鼓励腹泻患者多饮水，最好是淡糖盐水。

（4）由于腹泻频繁，肛门处黏膜与皮肤因粪便的刺激可引发红肿、疼痛，应在每次便后，用软纸、湿巾擦拭干净，有条件时应用温水清洗。

（5）鼓励患者进食，饮食可以选择一些清淡、少油和易消化的食物，少食多餐。避免进食果汁等高渗性液体；忌烟酒、油腻、辛辣食品、牛奶和乳制品；如有严重呕吐需要暂时禁食。

（6）如腹泻伴有发热、口唇干燥、眼窝凹陷、尿量减少时，应及时就医治疗。

（7）母乳喂养患儿继续喂养，因母乳不会加重腹泻。非母乳喂养患儿继续使用患者日常食物，每日加餐1次，直至腹泻停止后3周。

（8）有心血管疾病的患者需特别注意补充钾盐。由于胃肠道中钾离子浓度高，腹泻常导致钾离子的过量丢失，低钾血症可影响心脏功能。

（9）规律作息，注意休息。

四、药物治疗

1.肠黏膜保护剂和吸附剂　蒙脱石散、药用炭。

2.益生菌　双歧杆菌。

3.补液治疗药　口服补液盐Ⅲ。

4.肠道动力抑制药　洛哌丁胺。

5.抗感染药　小檗碱、头孢克肟、左氧氟沙星。

五、常用联用方案

蒙脱石散/洛哌丁胺+益生菌/口服补液盐，如有感染应用抗菌药。

六、常用药物

1.肠黏膜保护剂和吸附剂

（1）蒙脱石散

1）作用机制：覆盖消化道黏膜，增强黏液屏障；吸附消化道内病原菌，平衡菌群。

2）适应证：急、慢性腹泻。

3）用法用量：将药物倒入半杯温开水（50ml）混匀快速服完。成人：3g（1袋），3次/日。儿童：1岁以下，每日1袋，分3次服；1～2岁，每日1～2袋，分3次服；2岁以上，每日2～3袋，分3次服。

4）常见不良反应：少数患者有便秘。

5）用药注意事项：①少数人有便秘；②治疗急性腹泻时，注意纠正脱水；③用于急性腹泻，首剂加倍；④蒙脱石散有吸附作用，与其他药物同服需注意间隔。抗菌药物＋蒙脱石散：如需使用抗菌药物，可先服用抗菌药物，待2小时后再服用蒙脱石散；蒙脱石散＋微生态制剂：先服用蒙脱石散将细菌、病毒进行吸附，至少间隔2小时后，再服用微生态制剂；抗菌药物＋蒙脱石散＋微生态制剂：应先服用抗菌药物，再服蒙脱石散，最后服用微生态制剂。

（2）药用炭

1）作用机制：吸附肠道内容物和肠道异常产生的气体，减少其对肠壁的刺激，从而减缓肠蠕动。

2）适应症：用于多种药物中毒，腹泻、胀气等。

3）用法用量：药用炭片/胶囊，口服。成人3～10片/粒（30mg），3次/日，饭前使用。

4）常见不良反应：胃肠道反应较为常见，如恶心、呕吐，长期服用可出现便秘。

5）用药注意事项：①本品能吸附并减弱其他药物的作用，应当注意使用间隔；②服用药用炭可影响小儿营养，禁止长期用于3岁以下小儿；③用药期间若出现便秘，可用中药大黄饮片或番泻叶2～6g，浸泡代茶饮用缓解。

2.益生菌 以下主要介绍双歧杆菌三联活菌胶囊（长型双歧杆菌、嗜酸乳杆菌和粪肠球菌）。

（1）作用机制 补充正常生理菌群，调整肠道菌群平衡，抑制致病菌，减少毒素产生；促进机体对营养物质的吸收，增强免疫力。

（2）适应证 肠道菌失调引起的急、慢性腹泻；便秘、消化不良等。

（3）用法用量 2～4粒，2次/日，重症加倍。饭后半小时温水服用，儿童可以将胶囊内药粉用温开水或牛奶冲服。

（4）常见不良反应 无明显不良反应。

（5）用药注意事项 ①冷藏保存，2～8℃避光保存；②宜用冷、温开水送服；③与抗菌药、吸附剂同用时需错开服用，间隔3小时以上。

3.补液治疗药　以下主要介绍口服补液盐散（Ⅲ）。每包含氯化钠0.65g，氯化钾0.375g，枸橼酸钠0.725g，无水葡萄糖3.375g。

（1）作用机制　补充钠、钾及体液，维持体内渗透压；含有葡萄糖，肠黏膜吸收葡萄糖的同时可吸收一定量的钠离子，从而使肠黏膜对肠液的吸收增加。

（2）适应证　预防和治疗腹泻引起的轻至中度脱水，并可用于补充钠、钾、氯。

（3）用法用量　将一袋量溶解于250ml温开水中，随时口服。起始剂量：成人50ml/kg，4~6小时内服完；儿童50ml/kg，4小时内服完。以后根据患者脱水程度调整剂量直至腹泻停止。

（4）常见不良反应　恶心、呕吐，多为轻度，常见于开始服用时，可分次少量服用。

（5）用药注意事项　①本品过敏者禁用；②肾功能不全，特别是少尿、无尿者禁用；③葡萄糖吸收障碍以及因为严重呕吐等原因不能口服者禁用；④严重失水应静脉补液；⑤不能直接服用粉末，也不能用牛奶或果汁溶解。

4.洛哌丁胺

（1）作用机制　作用于肠壁的阿片受体，阻止乙酰胆碱和前列腺素的释放，从而抑制肠蠕动，延长肠内容物的滞留时间；可增加肛门括约肌的张力，因此可抑制大便失禁和便急。

（2）适应证　急、慢性腹泻。

（3）用法用量　口服。适用于成人和6岁以上儿童，空腹或饭前半小时服药可提高疗效。起始剂量：成人2粒（4mg），6岁以上儿童1粒（2mg）。之后每次不成形便后1粒（2mg）。每日成人不超过16mg（8粒），儿童不超过3mg/20kg体重。

（4）常见不良反应　神经系统反应，如头晕、头痛；消化系统反应，如腹痛、呕吐等；过敏反应，如皮疹等。

（5）用药注意事项　①禁用于2岁以下的儿童，洛哌丁胺胶囊不宜用于6岁以下的儿童；②禁止用于伴有发热、便血的细菌性痢疾患者；应用广谱抗生素引起的伪膜性肠炎患者禁用；③不应用于需要避免抑制肠蠕动的患者，尤其是肠梗阻、胃肠胀气或便秘的患者；④治疗急性腹泻时，注意补充水和电解质；⑤对伴有肠道感染的腹泻，必须同时应用有效的抗生素治疗；⑥用药过程中出现便秘或48小时无效者停药。

5.抗感染药

（1）小檗碱

1）作用机制：本品对细菌只有微弱的抑菌作用，但对痢疾杆菌、大肠埃希菌引起的肠道感染有效。

2）适应证：用于肠道感染，如胃肠炎。

3）用法用量：口服。成人：一次1~3片（0.1g），3次/日；儿童用量见表5-6。

表5-6　儿童用量表

年龄（岁）	体重（kg）	一次用量（片）	次数
1～3	10～15	0.5～1	
4～6	16～21	1～1.5	3次/日
7～9	22～27	1.5～2	
10～12	28～32	2～2.5	

4）常见不良反应：口服不良反应较少，偶有恶心、呕吐、皮疹和药物热，停药后消失。

5）用药注意事项：①溶血性贫血患者及葡糖-6-磷酸脱氢酶缺乏患者禁用；②对本品过敏者禁用，过敏体质者慎用；③妊娠期前3个月慎用；④含鞣质的中药与本品合用后，由于鞣质是生物碱沉淀剂，二者结合，生成难溶性鞣酸盐沉淀，降低疗效。

（2）头孢克肟

1）作用机制：第三代头孢菌素类抗生素，抑制细菌细胞壁合成。

2）适应证：适用于对头孢克肟敏感的大肠埃希菌、肺炎克雷伯菌等克雷伯菌属以及链球菌属（肠球菌除外）、肺炎球菌、淋球菌、卡他布兰汉球菌、沙雷菌属等的感染。

3）用法用量：成人，50～100mg（1～2袋），2次/日；儿童，一次1.5～3mg/kg，2次/日。

4）常见不良反应：过敏反应，如皮疹、荨麻疹等；神经系统反应，如头晕、头痛、失眠；胃肠道反应，如腹痛、恶心等。

5）用药注意事项：①对青霉素过敏患者慎用；②用药期间禁止饮酒；③不可用于病毒性腹泻。

（3）左氧氟沙星

1）作用机制：喹诺酮类药物，通过抑制细菌DNA回旋酶的活性，阻止细菌DNA的合成和复制而导致细菌死亡。

2）适应证：适用于敏感菌引起的泌尿生殖系统感染、呼吸道感染、胃肠道感染等。

3）用法用量：成人1～2粒，2次/日（18岁以下人群禁用）。

4）常见不良反应：过敏反应，如皮疹、荨麻疹等；神经系统反应，如头晕、头痛、失眠；胃肠道反应。

5）用药注意事项：①造成软骨发育异常，适用于18岁以上；②妊娠期及哺乳期禁用；③用药5日内避免阳光暴晒；④与含有金属阳离子药物同服（铝、镁、铁）时至少间隔2小时；⑤对本品过敏者禁用。

任务七　便　秘

一、临床表现

排便困难和（或）排便次数减少（每周排便少于3次或比以前减少）、粪便干结（干球样）、有便意但排不出来、排便不尽感。

二、分类

1.按病程分类　急性便秘和慢性便秘（病程超过6个月）。

2.按病因分类　功能性便秘，是由于排便的生理机能因某些原因发生失调或紊乱所导致的；器质性便秘，即存在器质性病变而引发的便秘，如大肠肛门良性和恶性肿瘤、腹盆腔内的占位性病变、内分泌代谢疾病、神经系统疾病等，直接或间接影响而发生便秘。

三、健康教育

（1）养成每天定时排便的习惯。每日定时排便，形成条件反射，逐步恢复或重新建立排便反射。

（2）避免排便习惯受到干扰。特别是精神因素、生活规律的改变、长途旅行、过度疲劳等未能及时排便的影响。

（3）建议患者每天大量饮用白开水（至少6～8杯250ml的水），多摄入富含B族维生素、纤维素的蔬菜，多食香蕉、梨、西瓜等水果以增加大便的体积，尽量少用或不用缓泻药，忌酒、浓茶、辣椒、咖啡等食物。

（4）进食过少或食物过于精细、缺乏残渣均可减少对结肠运动的刺激。避免滥用泻药，滥用泻药会使肠道的敏感性减弱，形成对某些泻药的依赖性，造成便秘。

（5）合理安排生活和工作，做到劳逸结合。适当的文体活动，特别是腹肌的锻炼有利于胃肠功能的改善，对于久坐少动和精神高度集中的脑力劳动者更为重要。

（6）及时治疗肛裂、肛周感染、子宫附件炎等疾病，不宜使用洗肠等强刺激方法。

四、药物治疗

1.渗透性泻药　乳果糖、硫酸镁、聚乙二醇4000。

2.刺激性泻药　比沙可啶。

3.润滑性泻药　开塞露。

五、常用联用方案

乳果糖溶液/聚乙二醇4000/比沙可啶+开塞露/益生菌。

六、常用药物

1.渗透性泻药

（1）乳果糖

1）作用机制：在直肠分解为乳酸、乙酸等有机酸，降低结肠pH并发挥渗透效应导泻；

刺激肠蠕动，软化大便。

2）适应证：用于便秘、肝性脑病的辅助治疗。

3）用法用量：早餐时一次服用。口服。成人：起始剂量30ml，维持剂量10~25ml，1次/日。婴儿：起始剂量和维持剂量均为5ml，1次/日。1~6岁：起始剂量和维持剂量均为5~10ml，1次/日。7~14岁：起始剂量15ml，维持剂量10~15ml，1次/日。

4）常见不良反应：治疗初始几天可能会有腹胀，通常继续治疗即可消失，当剂量高于推荐治疗剂量时，可能会出现腹痛和腹泻，此时应减少使用剂量。

5）用药注意事项：①含有可吸收的糖，糖尿病、半乳糖血症患者禁用；②治疗起始几天会出现腹胀，持续治疗会消失；③使用时应注意调整剂量，避免出现剧烈腹泻；④肠梗阻患者禁用；⑤妊娠期前3个月慎用；⑥如果在治疗2~3天后，便秘症状无改善或反复出现，应及时就医；⑦固定剂量长期服用或滥用本品，将导致腹泻和电解质失衡；⑧对于瓶装乳果糖口服溶液，瓶盖打开后，应在3个月内用完。

（2）硫酸镁

1）作用机制：口服5%硫酸镁水溶液到达肠腔后，镁离子和硫酸根离子均不易为肠壁所吸收，使肠内渗透压升高，体液的水分向肠腔移动，使肠腔容积增加，肠壁扩张，从而刺激肠壁传入神经末梢，反射性地引起肠蠕动增加而导泻。

2）适应证：便秘、肠内异常发酵；与驱虫剂并用，可使肠虫易于排出。

3）用法用量：将5~20g硫酸镁溶于100~400ml温开水中，清晨一次口服。浓度不宜太高，以5%为佳。

4）常见不良反应：恶心、呕吐、腹泻、呼吸困难、尿量减少等。

5）用药注意事项：①导泻时如服用大量浓度过高的溶液，可能自组织中吸取大量水分而导致脱水；②孕妇、经期妇女禁用；③肠道出血患者、急腹症患者禁用；④肾功能不全者及老年患者慎用；⑤服用本品期间应与其他药物间隔2小时；⑥中枢抑制药（如苯巴比妥）中毒的患者排出毒物不宜使用本品导泻，以防加重中枢抑制；⑦不可服用超过1周。

（3）聚乙二醇4000

1）作用机制：大分子聚乙二醇4000是线性长链聚合物，通过氢键固定水分子，使水分保留在结肠内，增加粪便含水量并软化粪便，恢复粪便体积和重量至正常，促进排便的最终完成，从而改善便秘症状。

2）适应证：成人及8岁以上儿童（包括8岁）便秘的症状治疗。儿童应为短期治疗，最长疗程不应超过3个月。

3）用法用量：成人及≥8岁的儿童，10g（1袋），1~2次/日，或每天2袋，一次顿服。溶于一杯水（至少50ml）后服用。日剂量应根据患者服用后的临床效果进行调整，从隔日1袋（尤其是儿童）到每日2袋不等。

4）常见不良反应：消化系统反应，如腹胀、腹痛、腹泻、恶心等；过敏反应，如皮疹、荨麻疹等。

5）用药注意事项：①消化道穿孔或有消化道穿孔危险时禁用；②肠梗阻或疑似肠梗阻

患者禁用；③严重的炎症性肠病，如溃疡性结肠炎、克罗恩病者禁用；④儿童使用不可超过3个月；⑤本品不含糖，可以用于糖尿病或需要无乳糖饮食的患者；⑥服用本品的过程中，可增加植物性食物（新鲜蔬菜、面食、水果），多饮水和果汁，加强身体锻炼（如步行等体育活动），加强排便反射训练。

2.刺激性泻药 以下主要介绍比沙可啶。

（1）作用机制 口服后经肠内细菌分解的产物及药物本身对肠壁均有较强的刺激作用，可刺激感觉神经末梢产生副交感神经反射，引起肠反射性蠕动而导致排便。

（2）适应证 用于急、慢性便秘或习惯性便秘。

（3）用法用量 片剂：5~10mg（1~2片），1次/日；6岁以上儿童5mg（1片），1次/日，整片吞服。栓剂：10mg，塞入肛门，一次一枚，1次/日。

（4）常见不良反应 胃肠道系统反应，如胃部不适、直肠灼热、腹部绞痛等；神经系统反应，如晕厥。

（5）用药注意事项 ①禁用于肠梗阻、炎性肠病患者等；②6岁以下儿童和孕妇禁用；③肠溶片需整片吞服，服药前后2小时不得服用牛奶或抗酸药；④过敏者禁用；⑤勿服用超过1周；⑥使用阿片类止痛药的癌痛患者，对本品耐受性差，可能造成腹痛、腹泻和大便失禁，不宜合用。

3.润滑性泻药 以下主要介绍开塞露。

（1）作用机制 有两种制剂：甘油制剂或甘露醇、硫酸镁制剂，它们都是利用甘油或山梨醇的高浓度，软化大便，刺激肠壁，反射性地引起排便反应，同时具有润滑作用，使大便容易排出。

（2）适应证 便秘。

（3）用法用量 1支（20ml），儿童半支（10ml）。将容器瓶盖取下，涂以少量油脂，缓慢插入肛门，将药液挤入直肠。注意：开塞露是在有便意时用，5~10分钟起效，对于比较严重的便秘，可能需要更长时间才能起效，一般不会超过30分钟。

（4）常见不良反应 腹胀、腹痛、恶心等。

（5）用药注意事项

1）瓶口应光滑，以免擦伤肛门。

2）正确使用开塞露：①患者取俯卧位或侧卧位，并且在臀部垫上薄垫，可适度抬高臀部；②剪去开塞露顶端，挤出少量甘油润滑开塞露入肛门段；③持开塞露球部，将开塞露的颈部缓缓插入肛门，伸入肛门3~5cm处；④患者深呼吸，然后一口气/快速挤压开塞露球部，将所有药物挤入肠道，然后缓慢拔出；⑤继续保持侧卧位或者俯卧位5~10分钟，直至患者产生剧烈便意，感到无法控制时再去排便。

3）老年人可连用2支。临床上建议便秘患者从1支用起，但效果不佳时可以连用2支，以保证足够的药量。

任务八 缺铁性贫血

缺铁性贫血（IDA）是体内铁缺乏导致血红蛋白合成减少，临床上以小细胞低色素性贫血、血清铁蛋白减少和铁剂治疗有效为特点。缺铁性贫血是贫血中的常见类型，普遍存在于世界各地。妊娠期和育龄期女性、婴幼儿和儿童是缺铁性贫血的高危人群。

一、临床表现

任何年龄均可发病，以6个月至2岁最多见。发病缓慢，其临床表现随病情轻重而有所不同。

1.一般表现 皮肤黏膜逐渐苍白，以唇、口腔黏膜及甲床较明显，易疲乏，不爱活动，有头晕、眼前发黑、耳鸣等现象。

2.髓外造血表现 由于髓外造血、肝、脾可轻度肿大；年龄越小，病程越久，贫血越重，肝大、脾大越明显。

3.非造血系统症状

（1）消化系统症状 食欲减退，少数有异食癖（如嗜食泥土、墙皮、煤渣等）；可有呕吐、腹泻；可出现口腔炎、舌炎或舌乳头萎缩；重者可出现萎缩性胃炎或吸收不良综合征。

（2）神经系统症状 表现为烦躁不安或萎靡不振、精神不集中、记忆力减退，智力多数低于同龄儿。

（3）心血管系统症状 明显贫血时心率增快，严重者心脏扩大，甚至发生心力衰竭。

（4）其他 因细胞免疫功能降低，常合并感染，可因上皮组织异常而出现反甲。

二、病因

1.慢性失血 如钩虫病、痔疮、溃疡病、多次流产、月经量过多等。

2.长期营养摄入不足、偏食或吸收障碍 如营养不良、萎缩性胃炎、胃功能紊乱、胃大部切除术后、胃酸缺乏、慢性腹泻等。

3.需铁量增加 如妇女妊娠期或哺乳期、小儿生长发育期等。

三、健康教育

（1）纠正不良饮食习惯，如偏食、素食，应进食富含丰富铁质、维生素和蛋白质的食物，如动物内脏、瘦肉、蛋、奶及豆制品、小米、芹菜、海带、黑木耳、赤豆、葡萄干、红枣等，提倡使用铁锅烹饪或煮粥，有助于铁元素的补充。

（2）轻度贫血，症状轻微者，可参加力所能及的工作，但以不感劳累为度，以免晕厥跌倒，皮肤干燥时应温水洗澡或擦浴适当涂抹护肤品滋润皮肤，经常修剪指甲，有口腔炎时做好口腔护理，防止感染。

（3）口服铁剂应在餐后或餐中服用，注意药物相互作用。可服维生素C、乳酸或稀盐酸等药物促进铁的吸收。口服液体铁剂如10%枸橼酸铁铵溶液时，最好用吸管，以免染黑牙齿。服药时忌服浓茶、咖啡，因茶和咖啡中的鞣酸能使铁盐沉淀，妨碍铁的吸收。

（4）服用铁剂后，大便会变黑，停药后自行恢复。

（5）注射铁剂部位宜深且要经常更换，必要时局部进行热敷。少数患者可出现局部疼痛和面部潮红、荨麻疹等过敏反应，用药后如有尿频、尿急等不良反应，应多饮水。

（6）按时足量服药，定期复查血象检查。如口服铁剂3周，网织红细胞或血红蛋白无明显增加，应追查原因，在血红蛋白恢复正常后，仍需服铁剂3～6个月。

（7）铁剂应放在小儿难以拿到的地方，避免小儿误服，以免引起意外发生。

四、诊断标准

1.贫血诊断　男性Hb＜120g/L，女性Hb＜110g/L，孕妇Hb＜100g/L。

2.贫血程度　见表5-7。

表5-7　贫血程度及其临床表现

分级	血红蛋白含量（g/L）	临床表现
轻度贫血	91～120	症状轻微
中度贫血	61～90	轻体力劳动后，心跳加速，呼吸不畅
重度贫血	31～60	卧床休息时，心跳加速，呼吸不畅
极重度贫血	≤30	心脏扩大，伴心功能不全

3.缺铁性贫血　急性失血时为正色素性贫血；慢性缺铁性贫血表现为小细胞低色素性贫血。血涂片检查可见红细胞大小不等，中心浅染；血清铁、血清铁蛋白含量下降，总铁结合力升高。

4.铁剂治疗有效指征　在补铁后第5～10天复查，网织红细胞升高至4%～10%。

5.缺铁性贫血的诊断　符合以下第1条和第2～6条中的任何两条以上即可诊断为缺铁性贫血。

（1）血常规提示血红蛋白（Hb）降低，红细胞呈小细胞低色素性。

（2）有明确的缺铁病因和临床表现。

（3）铁蛋白（SF）＜15μg/L，感染或合并慢性炎症患者铁蛋白＜70μg/L，转铁蛋白饱和度（TSAT）＜0.15；血清铁＜8.95μmol/L，总铁结合力（TIBC）＞64.44μmol/L；可溶性转铁蛋白受体（sTfR）＞26.50nmol/L。

（4）骨髓铁染色显示骨髓小粒可染铁消失，铁粒幼细胞＜15%。

（5）全血红细胞游离原卟啉（FEP）＞0.90μmol/L（全血），锌原卟啉（ZPP）＞0.96μmol/L。

（6）补铁治疗有效。

疗效监测：铁剂治疗后，监测 Hb 上升至少 15g/L 为治疗有效的标准，上升 20g/L 以上更为可靠。

6.治愈标准　需完全符合下述 4 项。

（1）临床症状完全消失。

（2）Hb 恢复正常，即男性 Hb > 120g/L，女性 Hb > 110g/L，孕妇 Hb > 100g/L。

（3）血清铁蛋白、红细胞游离原卟啉、血清可溶性转铁蛋白受体等反映储存铁和红细胞内铁的指标恢复正常。

（4）缺铁的病因消除。铁剂治疗有效者在 Hb 恢复正常后仍需再补充铁剂 4～6 个月以补足储存铁，或在血清铁蛋白升至 30～50μg/L 后再停药。

五、药物治疗

无输血指征的患者常规行补铁治疗，铁剂分为无机铁和有机铁；按应用途径分为口服铁剂和静脉铁剂。

1.口服铁剂　硫酸亚铁、富马酸亚铁、葡萄糖酸亚铁、右旋糖酐铁、琥珀酸亚铁。

2.静脉铁剂　右旋糖酐铁、蔗糖铁。

六、常用药物

1.口服铁剂　以下主要介绍硫酸亚铁。

（1）作用机制　铁是红细胞中血红蛋白的组成元素。缺铁时，红细胞合成血红蛋白量减少，致使红细胞体积变小，携氧能力下降，形成缺铁性贫血。口服可补充铁元素，纠正缺铁性贫血。

（2）适应证　用于各种原因引起的缺铁性贫血，如慢性失血、营养不良、妊娠、儿童发育期等。

（3）用法用量　饭后口服。成人预防用，一次 1 片，1 次/日；治疗用，一次 1 片，3 次/日。

（4）常见不良反应　胃肠道不良反应最明显，主要表现为腹痛、恶心、呕吐或便秘；可引起肠道蠕动减慢而致便秘；大便颜色变黑。

（5）用药注意事项　①用于日常补铁时，应采用预防量；②不得长期使用，应在医师确诊为缺铁性贫血后使用，且治疗期间应定期检查血象和血清铁水平；③酒精中毒、肝炎、急性感染、肠道炎症、胰腺炎等患者慎用；胃十二指肠溃疡、溃疡性肠炎患者慎用；④维生素 C 与本品同服有利于吸收；与浓茶、磷酸盐类、四环素类及鞣酸等同服，可妨碍铁的吸收；⑤本品宜在饭后或饭时服用，以减轻胃部刺激；⑥如服用过量或出现严重不良反应，应立即就医；⑦对本品过敏者禁用，过敏体质者慎用。

2.静脉铁剂　以下主要介绍右旋糖酐铁。

（1）作用机制 右旋糖酐铁是铁和右旋糖酐的络合物，肌内注射后在单核巨噬细胞系统转变为铁蛋白，供造血需要。

（2）适应证 不能口服铁剂或口服铁剂治疗不满意的缺铁患者。

（3）用法用量 深部肌内注射，1次/日或2~3次/日，首次25~50mg，以后可逐渐增至100mg，臀部两侧交替注射。小儿体重4kg以下，每次不超过25mg；4~10kg，每次最多50mg。静脉注射首次不超过30mg，用生理盐水或5%葡萄糖液稀释后缓慢静脉注射，1次/日。如无反应可逐渐增至100~150mg/d。

（4）常见不良反应 局部持续性疼痛和皮肤变色，深部肌内注射可减轻；过敏反应，可引起荨麻疹、发热、关节痛，严重者可出现过敏性休克；注射剂量过大可引起组织损伤的含铁血黄素沉着症。

（5）用药注意事项 ①肌内注射期应停用口服铁剂；②适于不能耐受口服铁剂的缺铁性贫血患者，或需迅速纠正缺铁患者；③注射本品后血红蛋白未见逐步升高者应立即停药；④严重肝、肾功能不全者禁用；⑤急、慢性感染的患者，哮喘、湿疹或其他特应性变态反应患者禁用；⑥过敏者禁用。

任务九 痛 经

痛经是指妇女在经期前后或行经期间，下腹部出现痉挛性疼痛，表现为小腹疼痛、坠胀，甚至痛及腰骶部（后腰），并有全身不适，严重影响日常生活。严重者可伴恶心、呕吐、冷汗淋漓、手足厥冷，甚至昏厥，给工作及生活带来影响。

一、临床表现

（1）疼痛多在下腹部，出现阵发性绞痛或下坠感，少数可放射到大腿内侧。疼痛多在经前1~2日开始或月经来潮后第1日疼痛剧烈，持续2~3日，逐渐缓解。

（2）全身症状伴有腰酸、头痛、胃痛、头晕、乳胀、尿频、稀便、便秘、腹泻、失眠、易激动等，严重者可有面色苍白、出冷汗、四肢冰冷、恶心、呕吐，甚至发生晕厥。

（3）精神症状常伴有紧张、焦虑、恐惧和抑郁等。

二、分类

1.原发性痛经 又称功能性痛经，指经妇科临床检查未发现盆腔器质性病变，即正常盆腔解剖和生理环境下的痛经，占痛经的90%以上。多见于青春期少女、未婚及已婚未育者，此种痛经在正常分娩后疼痛多可缓解或消失。原发性痛经最重要的机制是月经时前列腺素（PG）和白三烯含量增高，引发炎症反应。研究表明，痛经女性的子宫内膜和月经血中$PGF_{2\alpha}$含量均较正常女性明显升高，$PGF_{2\alpha}$增多可引起子宫平滑肌过强收缩、血管痉缩，造成子宫缺血及缺氧而出现痛经。

2.继发性痛经 盆腔器质性疾病引起的痛经，如盆腔感染、子宫内膜异位症、子宫肌瘤、子宫内膜息肉等，其中以子宫内膜异位症最为常见。由于继发性痛经为盆腔器质性疾病引起，如果之前没有痛经史，一般30岁以上的女性发生痛经就应该怀疑是继发性，需要到医院就诊，明确病因。

三、健康教育

（1）对继发性痛经的女性，缓解痛经药只对疼痛症状有缓解作用，应及时到医院就诊，明确疾病诊断。

（2）为预防和缓解痛经，患者可适当进行体育锻炼，以增强体质；注意生活规律、劳逸结合及充足睡眠；经血较多或痛经剧烈时避免剧烈运动和过度劳累，注意保暖，多喝热水，温度40~45℃，不要太烫，也可以热敷腹部。忌涉冷水、游泳、冷水浴等。

（3）经期忌食生冷瓜果及刺激性食物。适当补充钙、钾、镁等矿物质，也能帮助缓解痛经。另外，应减少食盐的摄入，多饮水排尿以避免水分在体内潴留，可减轻肿胀感。注意营养均衡，多摄入清淡易消化的食物，经期可以多吃纤维素含量高的食物，保持大便通畅，可避免因消化道剧烈蠕动而加重经期疼痛症状。

（4）注意经期卫生，保持外阴清洁，每日用温水洗1~2次，勤换护垫。

（5）保持精神愉快，避免过度劳累、紧张、恐惧、忧虑和烦恼。

四、药物治疗

1.非甾体抗炎药 布洛芬、对乙酰氨基酚。
2.解痉药 氢溴酸山莨菪碱、消旋山莨菪碱片。
3.调节自主神经药 谷维素。

五、常用联用方案

对乙酰氨基酚/布洛芬/山莨菪碱+谷维素。

六、常用药物

1.非甾体抗炎药 详见本项目任务一。需注意，本类药物缓解痛经为对症治疗，用于止痛不超过5天，症状未缓解应及时就医。

2.解痉药 以下主要介绍消旋山莨菪碱片。

（1）作用机制 外周抗M胆碱受体作用，解除乙酰胆碱所致的平滑肌痉挛。

（2）适应证 解除平滑肌痉挛、胃肠绞痛、胆道痉挛以及有机磷中毒等。

（3）用法用量 口服。成人每次10mg，3次/日。

（4）常见不良反应　常见口干、面红、视近物模糊；用量较大时可出现心率加快，排尿困难等；用量过大会出现抽搐，甚至昏迷等中枢神经兴奋症状。

（5）用药注意事项　①服药后24小时症状未缓解，应立即就医；②反流性食管炎、重症溃疡性结肠炎、严重心力衰竭及心律失常患者慎用；③儿童、老年人、孕妇及哺乳期妇女应在医师指导下使用；④如服用过量或出现严重不良反应，应立即就医；⑤急腹症诊未明确时，不宜轻易使用；⑥夏季用药时，注意监测体温，本品减少汗腺分泌可导致体温升高。

3.调节自主神经药　以下主要介绍谷维素。

（1）作用机制　调节自主神经功能失调及内分泌平衡障碍。

（2）适应证　神经官能症、经前期紧张综合征、更年期综合征的镇静助眠。

（3）用法用量　口服。成人一次1~3片，3次/日。

（4）常见不良反应　服后偶有胃部不适、恶心、呕吐、口干、疲乏、皮疹、乳房肿胀、油脂分泌过多、脱发、体重增加等不良反应，停药后均可消失。

（5）用药注意事项　①如使用7天症状未缓解，请及时就医；②胃十二指肠溃疡患者慎用；③过敏者禁用。

任务十　痤　疮

痤疮是一种发生在皮肤毛囊皮脂腺的自限性疾病，俗称"粉刺"，寻常痤疮又称"青春痘"，是一种累及毛囊皮脂腺的慢性炎症性皮肤病。主要与皮脂分泌过多、毛囊皮脂腺导管堵塞、细菌感染和炎症反应等因素密切相关。进入青春期后人体内雄激素特别是睾酮的水平迅速升高，促进皮脂腺发育并产生大量皮脂。同时毛囊皮脂腺导管的角化异常造成导管堵塞，皮脂排出障碍，形成角质栓即微粉刺。毛囊中多种微生物尤其是痤疮丙酸杆菌大量繁殖，其产生的脂酶分解皮脂生成游离脂肪酸，同时趋化炎症细胞和介质，最终诱导并加重炎症反应。

一、临床表现

寻常痤疮多发生于15~30岁青年男女，皮损好发于面颊、额部及下颏，其次是胸、背部，多呈对称性分布，主要表现为粉刺、丘疹、脓疱、囊肿或结节，鼻部一般不受累，常伴有毛孔粗大和皮脂溢出，一般自觉症状轻微，炎症明显时可有疼痛。病程呈慢性、易反复，常继发敏感性皮肤，愈后遗留炎症性红斑、色素沉着和瘢痕。

二、分类

1.按损害类型分类

（1）非炎症性损害　称为闭合性粉刺（"白头"）或开放性粉刺（"黑头"）。

（2）炎症性损害　红斑、脓疱、丘疹、结节和囊肿。

2.按严重程度分类

（1）Ⅰ级（轻度）　仅有粉刺。

（2）Ⅱ级（中度）　粉刺加炎性丘疹。

（3）Ⅲ级（中重度）　出现脓疱。

（4）Ⅳ级（重度）　出现结节、囊肿。

三、健康教育

（1）饮食管理：清淡饮食，忌食辛辣刺激，多食蔬菜、水果。限制高糖和油腻饮食及奶制品，尤其是脱脂牛奶的摄入。

（2）适当控制体重、规律作息、避免熬夜及过度日晒等，均有助于预防和改善痤疮发生。

（3）痤疮尤其是重度痤疮患者易出现焦虑和抑郁，需配合心理疏导。

四、药物治疗

1.外用维A酸类药　维A酸乳膏、异维A酸凝胶、阿达帕林凝胶。

2.外用抗菌药　过氧化苯甲酰凝胶。

3.口服抗菌药　米诺环素、多西环素。

4.抗雄激素类药　避孕药、螺内酯、丹参酮。

五、常用联用方案

局部用维A酸类制剂（维A酸乳膏/阿达帕林凝胶）+过氧化苯甲酰凝胶。

六、常用药物

1.外用维A酸类药

（1）维A酸乳膏

1）作用机制：调节毛囊皮脂腺上皮角化异常过程，去除角质栓，从而起到防止及消除粉刺皮损的作用；影响黑色素细胞的黑色素生成，减轻皮肤色素沉着；可纠正或预防有害因素对真皮结缔组织生化成分及形态结构引起的异常，刺激皮肤细胞外基质蛋白合成，在真皮上部加速形成新的结缔组织带，并可提高伤口部位的张力强度。

2）适应证：用于寻常痤疮、扁平疣、黏膜白斑、毛发红糠疹、毛囊角化病及银屑病的辅助治疗；也可用于寻常痤疮及角化异常性疾病。

3）用法用量：外用。寻常痤疮每晚1次，洗净患处后，于睡前将药轻轻涂于患处。银屑病、鱼鳞病等皮疹位于遮盖部位的可1~3次/日。

4）常见不良反应：外用可能会引起皮肤刺激症状，如烧灼感、红斑及脱屑，可能使皮损更明显，但同时表明药物正在起作用，不是病情的加重。皮肤多半可适应及耐受，刺激现象可逐步消失。若刺激现象持续或加重，可间歇用药或暂停用药。

5）用药注意事项：①妊娠起初3个月内妇女禁用；②急性或亚急性皮炎、湿疹类皮肤病患者禁用；③对本品任何成分过敏者禁用；④眼部禁用；⑤日光可加重维A酸对皮肤的刺激导致维A酸分解，因此本品最宜在晚间及睡前应用，治疗过程应避免日晒，或采用遮光措施；⑥本品不宜大面积应用，日用量不应超过20g。

（2）异维A酸凝胶

1）作用机制：刺激表皮细胞有丝分裂，减少角质层细胞间的聚集，对抗寻常痤疮角化过度，促进脱屑。

2）适应证：适用于局部寻常痤疮、粉刺的治疗。

3）用法用量：外用，取少量涂于患处。1~2次/日，6~8周为一个疗程（6~8周才能见到疗效）。用药前应清洁患处皮肤，且等其干燥后再用药。

4）常见不良反应：可能会出现针刺样疼痛、烧灼感或轻度刺激感，在用药部位也可以出现发红和脱皮现象，停药后会消失。如果刺激感持续并很严重，需要停止用药并就医。

5）用药注意事项：①对本品成分过敏者禁用；②有皮肤上皮细胞肿瘤（皮肤癌）个人史或家族史的患者禁用；③破损、湿疹样或太阳灼伤区皮肤禁用；④孕妇、哺乳期妇女禁用；⑤嘴唇、口、眼睛或其他黏膜部位以及鼻角处避免使用，皮肤的敏感部位如颈部慎用；⑥凝胶涂抹的暴露部位应避免太阳光及UV的照射，如照射不可避免，应涂上防晒药品或采取遮蔽措施，在凝胶使用期间避免使用日光灯。

（3）阿达帕林凝胶

1）作用机制：通过使毛囊上皮细胞正常分化而减少微小粉刺形成，并可抑制多核白细胞的趋化，抑制花生四烯酸经脂氧化反应转化为炎症介质，以此抑制多形核白细胞的代谢，从而缓解由细胞反应介导的炎性反应。

2）适应证：适用于以粉刺、丘疹和脓疱为主要表现的轻中度寻常型痤疮的局部治疗；可用于治疗面部、胸和背部的痤疮。

3）用法用量：睡前清洗痤疮患处，待干燥后于患处局部涂一薄层本品，1次/日，注意避免接触眼部和唇部。治疗后4~8周开始临床起效，3个月后有明显改善。

4）常见不良反应：常见皮肤干燥、烧灼感和红斑等皮肤刺激症状，偶见接触性皮炎、日晒伤、瘙痒、脱屑、痤疮加重；此外，还有皮肤疼痛、肿胀、皮肤色素沉着、皮肤色素减退、眼部刺激、红斑、瘙痒、眼睑肿胀、面部水肿、血管性水肿等不良反应。

5）用药注意事项：①不推荐用于12岁以下的儿童；②在哺乳期间使用，为了避免婴儿的意外皮肤接触，请勿涂抹于哺乳妇女的胸部；③老年患者应在医师指导下使用；④可能导致过敏性反应和皮肤刺激反应，第一次建议小面积试用。如果发生过敏反应或刺激反应应停药，并将局部药物洗净，症状严重者请及时就医；⑤使用本品后需清洁双手。如果意外接触到黏膜，如眼、口腔、鼻黏膜或开放性伤口上，必须用温水洗净；⑥考虑到本品具有轻微刺激性，应当避免同时使用强效清洁产品和可引起皮肤干燥或刺激性的产品，如含酒精及去角质功效的产品等；⑦暴露于日光和紫外光可增加刺激性。因而在治疗期内尽量避免日晒和紫外线照射，如有日晒伤，本品治疗必须推迟，直至晒伤完全恢复，日光暴晒时，暴晒前一天、当天和后一天不宜使用本品；⑧对本品过敏者禁用，过敏体质者慎用。

2. 外用抗菌药 以下主要介绍过氧化苯甲酰。

（1）作用机制 可缓慢释放新生态氧和苯甲酸，有杀灭痤疮丙酸杆菌、抗炎及轻度溶解粉刺的作用。

（2）适应证 可作为炎症性痤疮的首选外用抗菌药物，目前痤疮丙酸杆菌对该药尚无耐药性，可以单独使用，也可联合外用维A酸类药物或外用抗生素使用。浓度范围2.5%～10%。

（3）用法用量 局部点涂于皮损处。

（4）常见不良反应 使用中可能会出现皮肤刺激反应，建议从低浓度、小范围试用，并配合全面部使用具有舒缓、修复皮肤屏障作用的功效性护肤品。

（5）用药注意事项 ①合并敏感性皮肤的痤疮患者慎用；②药物对衣物或毛发具有氧化漂白作用，应尽量避免接触；③过氧化苯甲酰释放的氧自由基可以导致全反式维A酸失活，二者联合使用时建议分时段外用。

3. 口服抗菌药 以下主要介绍米诺环素。

（1）作用机制 特异性地与细菌核糖体30S基的A位结合，影响肽链生长和细菌蛋白质的合成，起到抑制痤疮丙酸杆菌、非特异性抗炎的作用。

（2）适应证 中重度痤疮患者首选；痤疮变异型如暴发性痤疮或聚合性痤疮的早期治疗。

（3）用法用量 米诺环素50～100mg/d，疗程6～8周，不超过12周。

（4）常见不良反应 引起菌群失调较为多见，轻者维生素缺乏，也常可见到由于白色念珠菌和其他耐药菌所引起的二重感染，亦可发生难辨梭菌性假膜性肠炎；消化道反应，如食欲不振、恶心、呕吐、腹痛、腹泻、口腔炎、舌炎、肛门周围炎等；偶可发生食管溃疡。

（5）用药注意事项 ①保证足够的疗程；②四环素类药物有光敏性，用药后应避免日晒，最好不与激光、光动力等联合应用；③不宜与口服维A酸类药物联用，以免诱发良性颅内压增高（假性脑瘤）；④妊娠期、哺乳期妇女和8岁以下的儿童不宜使用，可考虑用大环内酯类抗菌药物代替；⑤由于可致头晕、倦怠等，汽车驾驶员、从事危险性较大的机器操作及高空作业者应避免服用该品；⑥口服药物滞留于食道并崩解时，会引起食道溃疡，故应多饮水，尤其临睡前服用时。

4. 抗雄激素类药 以下主要介绍丹参酮。

（1）作用机制 具有广谱抗菌作用，对金黄色葡萄球菌、人型结核杆菌、分枝杆菌、痤疮棒状杆菌、铁锈色毛发癣菌、红色毛发癣菌、炭疽杆菌具有较强的抗菌活性；本品具有雌激素样活性。

（2）适应证　用于化脓性和外科感染、痤疮、宫颈糜烂、麻风、扁桃体炎。

（3）用法用量　口服，一次4粒，3~4次/日。疗程一般为6周，建议配合抗菌药物使用。

（4）常见不良反应　偶见皮肤过敏反应，停药即可恢复正常。

（5）用药注意事项　①孕妇禁用；②过敏者禁用。

任务十一　手足癣

手癣和足癣是指由皮肤癣菌引起的手足部浅表真菌感染，主要累及指或趾间、手掌、足跖及侧缘。致病菌为皮肤癣菌，其中以毛癣菌为主，红色毛癣菌和须癣毛癣菌最常见。

一、临床表现

手足癣皮肤常常有红斑、丘疹、水疱、糜烂、干燥、角化、皲裂等特点。手足癣同患，由于手部通风多，症状比足部轻，且多累及一只手，即"两足一手"。"两足一手"型手足癣中，足癣/甲真菌病的发生通常早于手癣的出现，手癣常初发于挠抓足部及趾甲的一侧手。

二、分类

足癣一般分为水疱型、间擦糜烂型、鳞屑角化型等，在临床不同阶段几种类型可以同时存在；手癣与足癣临床表现大致相同，但分型不如足癣明显，手癣早期多为单侧，常继发于足癣。

三、健康教育

1.注意个人卫生　保持鞋袜、手足清洁干燥。不与他人共用日常生活用品。

2.积极治疗

（1）注意个人卫生：手足部洗浴后及时擦干，特别是趾或指间，避免长时间将手足浸泡在水中；手掌、足底出汗多时可局部使用抑汗剂或如硝酸咪康唑散等抗真菌散剂，保持足部清洁干燥。

（2）穿透气性好的鞋袜，勤于更换；烫洗晾晒鞋袜，最好的办法是用100℃的开水烫洗鞋袜，不能烫洗的，可以使用除菌剂浸泡或者烘干机烘干。既不能烫洗又不能浸泡的皮鞋，可以喷洒抗真菌喷剂或散剂，比如硝酸咪康唑散，保持鞋袜清洁干燥。

（3）注意家庭环境卫生及浴池、泳池、宿舍等场所公共卫生，不共用日常生活物品，如拖鞋、毛巾、浴盆、指甲刀，不赤足行走等。

（4）积极治疗自身的甲癣、体股癣等癣病，特别是甲癣，同时还需积极治疗家庭成员的癣病。宠物定期体检，发现癣病，及时治疗。

四、药物治疗

1.**局部治疗药物**　酮康唑、克霉唑。
2.**口服抗真菌药**　特比萘芬。

五、常用联用方案

局部用药的联合采用抗真菌机制相似或不同的药物相联合（例如：唑类药物＋丙烯胺类药物），也可选用抗真菌药物与其他作用机制药物（如角质剥脱剂或中药制剂）的联合。

六、常用药物

1.**局部治疗药**

（1）酮康唑乳膏（2%）

1）作用机制：皮肤用抗真菌药，通过抑制真菌生物的合成，改变细胞膜其他物质的组成从而发挥抗真菌作用。

2）适应证：用于手癣、足癣、体癣、股癣、花斑糠疹（俗称花斑癣、汗斑）及皮肤念珠菌病。

3）用法用量：局部外用，取本品适量涂于患处，2~3次/日。为减少复发，体癣、股癣、花斑癣及皮肤念珠菌病，应连续使用2~4周，手足癣应连续使用4~6周。

4）常见不良反应：刺痛或其他刺激症状，偶见瘙痒等过敏反应。

5）用药注意事项：①避免接触眼睛和其他黏膜，如口、鼻等；②避免搔抓和热水烫，用药部位如有烧灼感、红肿等情况应停药，并将局部药物洗净，必要时就医；③不宜大面积使用，皮肤破溃处禁用；④足癣患者，将皮肤揩干，特别是趾间，宜穿棉纱袜，每天更换，鞋应透气，散布撒布剂或抗真菌粉剂于趾间、足、袜和鞋后中，1~2次/日；⑤对本品过敏者禁用，过敏体质者慎用；⑥必须足量、足疗程用药，不该在症状消失后停药；⑦涂完药后，等药物吸收后再穿鞋袜；⑧涂药后，清洗双手，避免二次传播。

（2）咪康唑乳膏（2%）

1）作用机制：广谱抗真菌药，抑制真菌细胞膜的合成，影响其代谢过程，对皮肤癣菌、念珠菌等有抗菌作用，对某些革兰阳性球菌也有一定疗效。

2）适应证：由皮真菌、酵母菌及其他真菌引起的皮肤、指（趾）甲感染；由酵母菌（如念珠菌等）和革兰阳性细菌引起的阴道感染和继发感染。

3）用法用量：皮肤感染：外用，涂搽于洗净的患处，早、晚各1次，症状消失后，通常需2~5周，应继续用药10天，以防复发。指（趾）甲感染：尽量剪尽患甲，将本品涂搽于患处，1次/日，患甲松动后，需2~3周，应继续用药至新甲开始生长，确见疗效一般需7个月左右。

4）常见不良反应：偶见过敏、水疱、烧灼感、充血、瘙痒或其他皮肤刺激症状。

5）用药注意事项：①避免接触眼睛和其他黏膜，如口、鼻等；②孕妇及哺乳期妇女慎用；③用药部位如有烧灼感、红肿等情况应停药，并将局部药物洗净，必要时向医师咨询；④过敏者禁用；⑤本品为局部用药，不得口服，使用过量会引起皮肤刺激，通常在停药后症状消失。

（3）硝酸咪康唑散

1）作用机制：抗真菌药物，可以抑制真菌细胞膜的合成，影响真菌的代谢过程，对浅表真菌起到抗菌的作用。

2）适应证：用于真菌与酵母菌引起的指（趾）间癣与腹股沟癣，尿布疹。

3）用法用量：外用，撒布在洗净的患处。早、晚各1次；若与乳膏剂联合用药，每日分别各1次。撒于鞋袜可1次/日，一般疗程2~6周。在症状消失后，应继续用药1周，以防复发。

4）常见不良反应：偶见过敏、水疱、烧灼感、充血、瘙痒或其他皮肤刺激症状。

5）用药注意事项：①避免接触眼睛和其他黏膜，如口、鼻等；②孕妇及哺乳期妇女慎用；③用药部位如有烧灼感、红肿等情况应停药，并将局部药物洗净，及时就医；④对本品过敏者禁用，过敏体质者慎用；⑤本品性状发生改变时禁止使用；⑥请将本品放在儿童不能接触的地方；⑦儿童必须在成人监护下使用；⑧可以将硝酸咪康唑乳膏和硝酸咪康唑散联用，早晨将硝酸咪康唑散撒于鞋袜里，晚上使用硝酸咪康唑乳膏。

（4）盐酸特比萘芬乳膏/喷雾剂（1%）

1）作用机制：广谱抗真菌药，抑制真菌麦角鲨烯环氧化酶，阻断真菌细胞膜形成过程中的麦鲨烯环氧化反应而干扰真菌固醇的早期生物合成，从而发挥抑制和杀灭真菌的作用。

2）适应证：用于治疗手癣、足癣、体癣、股癣、花斑癣及皮肤念珠菌病等。

3）用法用量：乳膏：外用，1次/日，涂抹在洁净干燥的患处及其周围皮肤，并轻揉片刻，疗程1~2周。喷雾剂：外用，喷于患处，2~3次/日，疗程1~2周。凝胶/溶液：局部外用，取本品适量涂敷于患处及其周围，2次/日。体、股癣连续使用2~4周，手癣、足癣、花斑癣连续用药4~6周。

4）常见不良反应：乳膏：可出现局部轻度烧灼感、瘙痒感等刺激症状或局部皮肤干燥。喷雾剂/凝胶/溶液：偶见皮肤刺激如烧灼感，或过敏反应如瘙痒、皮疹等。

5）用药注意事项：①接触患处后要洗手，不与他人合用毛巾或衣物，以避免感染扩散；②保持患处清洁并避免摩擦，经常清洗毛巾和衣物可以帮助治疗；③避免搔抓患处，因为这可能导致进一步的损伤，使愈合延缓或感染扩散；④本品含有十六醇和十八醇，可能会导致局部皮肤反应，如接触性皮炎；⑤仅供外用，避免接触眼睛和其他黏膜，如口、鼻等。如果乳膏意外进入眼睛，擦掉并用流水彻底清洗眼睛。

2.口服抗真菌药

（1）特比萘芬

1）作用机制：烯丙胺类抗真菌药，抑制真菌细胞麦角甾醇合成过程中的鲨烯环氧化酶，并使鲨烯在细胞中蓄积而起杀菌作用。

2）适应证：由毛癣菌等引起的皮肤、头发和甲的感染；各种癣病（体癣、股癣、手足癣和头癣等）以及由念珠菌如白色念珠菌等引起的皮肤酵母菌感染；由发霉菌引起的甲癣如甲真菌感染。

3）用法用量：口服，成人每次0.25g，1次/日。

4）常见不良反应：耐受性好，副作用轻至中度，且常为一过性。最常见的有胃肠道症状，如胀满感、食欲不振、恶心、轻度腹痛及腹泻；轻型的皮肤反应，如皮疹、荨麻疹等。

5）用药注意事项：①肝或肾功能不全者注意调整剂量；②本品应置于儿童接触不到的地方；③妊娠期和哺乳期妇女慎用；④对盐酸特比萘芬及本品其他成分过敏者禁用；⑤使用口服避孕药的妇女应慎用本品，可能会导致月经失调。此外，肝药酶诱导药如利福平等可加速特比萘芬的血浆清除，肝药酶抑制药如西咪替丁等则可抑制其清除，故如果需用以上药物，则需将特比萘芬的剂量做适当调整。

（2）伊曲康唑

1）作用机制：三唑类高效广谱抗真菌药，可结合真菌细胞色素P450同工酶，抑制麦角甾醇合成。

2）适应证：外阴阴道念珠菌病；花斑癣、皮肤真菌病、真菌性角膜炎和口腔念珠菌病；由皮肤癣菌和（或）酵母菌引起的甲真菌病；系统性真菌感染。

3）用法用量：口服。伊曲康唑不溶于水，餐前服用效果不佳，为达到最佳吸收效果，用餐后马上给药，胶囊必须整个吞服。

4）常见不良反应：常见胃肠道不适，如厌食、恶心、腹痛和便秘。

5）用药注意事项：①对持续用药超过1个月的患者，以及治疗过程中如出现厌食、恶心、呕吐、疲劳、腹痛或尿色加深的患者，建议检查肝功能；②伊曲康唑绝大部分在肝脏代谢，肝功能不全患者慎用；③当发生神经系统症状时应终止治疗；④本品排泄减慢、肾功能不全的患者，建议监测本品的血药浓度以确定适宜的剂量；⑤孕妇、哺乳期妇女禁用。

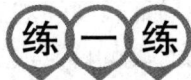

练 一 练

【实训目的】

模拟药房工作场景，学生根据案例和模拟患者情况，完成问病荐药。

【实训材料】

1.教师预先准备问病荐药背景资料。

2.教师预先布置模拟药房问病荐药场景。

【实训步骤】

1.教师准备情景模拟资料，对模拟药房进行问病荐药场景的布置。

2.将学生随机分为4人一组，熟悉案例，分组讨论问病内容，教师巡视指导。

3.分别采用现场答题和情境模拟两种形式，根据所给情境进行模拟问病荐药的完整过程，包括礼仪接待、询问患者基本信息、询问病情、药品推荐、购药咨询、用药注意事项、健康宣教等，填写表5-8。

4.学生完成问病荐药环节，教师随机提问3个与案例相关的问题，学生回答。

5.教师按照问病荐药评分标准（表5-9）对学生表现进行打分。

表5-8　问病荐药过程表

过程		内容
问病	基本情况	
	询问疾病史	
	询问就医史	
	询问用药史	
	询问过敏史	
	病情判断	
荐药	主治药	
	辅助用药	
推荐理由	分别阐述药物的作用机制	
用药交代	用法用量	
	不良反应	
	禁忌证	
	检测指标	
	存储条件	
	特殊剂型	
健康教育	饮食、运动、烟酒、情绪等	

表5-9　问病荐药评分表

项目	考核要求	分值	得分
职业素质	仪表、着装符合要求；语速适中，表达清晰；语言流畅，讲解科学，通俗易懂；氛围轻松，沟通顺畅	12	
收集病情资料	疾病史、就医史、用药史、过敏史信息正确	4	
疾病评估	疾病判断准确，理由描述准确	4	
推荐药物	给出推介药物并写出名称	8	

项目	考核要求	分值	得分
推荐理由	主治药物作用机制描述正确	4	
	主治药物适应证描述正确	4	
	联合用药作用机制描述正确	4	
主治药物用药交代	用法、用量正确	4	
	常见不良反应描述正确	8	
	至少给出4条用药注意事项	8	
	贮藏方法描述正确	4	
用药问题解答	针对患者提出的用药问题（至少3个）给出合理解答或正确示范，能纠正患者的错误认知或做法，为患者做必要的健康宣教，从生活方式、运动、饮食等方面给出合理化建议	36	
合计		100	

班级：　　　　学号：　　　　姓名：

6.情景模拟背景资料

资料1：男性，45岁，公司职员。今日来药店购物。自诉2天前天气变冷，出现头痛、鼻塞、流清涕、打喷嚏、畏寒低热、轻微咳嗽等症状。经检查：体温38.2℃。经询问：因近日天气变化受凉，出现上述症状。顾客每天开车上下班，有3年的高血压病病史，睡眠、饮食不规律，运动较少，因症状轻微未曾到医院就医，没有药物过敏史。

资料2：女性，36岁，教师。到药店咨询。自诉前2天上了一天课后自觉咽部明显异物感，伴有咽干、咽痒。经询问：顾客自述6个月前经常出现咽干、咽痒，晨起刷牙时出现咳嗽和恶心，因症状轻微，休息后可自行缓解，故未到医院就诊。平常喜欢吃火锅，喝冷饮，无发热，否认有过敏史，否认妊娠和其他基础疾病。

资料3：男性，38岁，司机。到药店咨询。自诉出现上腹痛、恶心、呕吐伴腹泻1天。经询问：顾客1天前曾吃过夜剩饭菜，约3小时后发生上腹隐痛不适，恶心、呕吐1次，泻水样便，一天3～4次，大便腥臭，有里急后重感，没有出现发热症状。未曾到医院就诊，否认有药物过敏史。

资料4：女性，65岁，退休。到药店咨询。自诉持续4天没有排便，自感腹胀不适，经询问：顾客近几年基本2天，有时甚至3天排便1次，且大便干结，每次排便困难，有排不尽感，有高血压病史15年，目前服用硝苯地平控释片控制血压良好。除日常买菜，基本不外出活动，喜欢待在家看电视，因消化不好，平时蔬菜摄入较少。未曾到医院就诊，否认有过敏史。

资料5：女性，16，学生。到药店咨询。自诉近2年来常出现月经前及经期小腹疼痛、坠胀、伴乳房胀痛，曾到药店购买益母草颗粒等中成药治疗，效果较好。此次月经来潮，感觉下腹阵发性绞痛，持续2天，腰酸、乳胀，月经有小血块。精神紧张，心烦易怒，食欲降低，曾经到医院就诊，经妇科检查无异常，否认有药物过敏史。

资料6：女性，25岁，已婚，公务员。到药店咨询。自诉3周前脸上、胸部、背部均出现了丘疹，色红，偶有少量白头粉刺，挤压时轻微痛痒。经询问：顾客饮食偏辛辣，喜食甜食，偶有便秘，小便色偏黄，大便正常，喜欢熬夜，无抽烟与饮酒习惯，未曾到医院就诊，无药物过敏史。

资料7：男性，28岁，公司职工，到药店咨询。自诉2天前发现自己脚部出现散在的小疱，针尖大小，瘙痒，小疱搔抓后有水样物质流出，局部无糜烂。经询问：因天气炎热，喜欢在公共游泳池游泳，常穿别人拖鞋。否认有药物过敏史，个人疾病史、家族史无特殊。

思一思

1.除了药物治疗外，有哪些非药物治疗措施可以缓解感冒症状或促进患者康复？

2.对比常见复方感冒药成分，作用分别是什么？不同的感冒症状应当如何推荐药物？

项目六　常用检验指标解读

医学检验指标是临床诊断疾病的重要指标，药师开展药学服务工作室，应具有正确解读常用检验单指标的能力，以便与医师、患者沟通，对药物治疗方案和疾病监测指标及时判断，提高疗效和减少药品不良反应发生。常用检查方法包括血常规检查、血脂检查、尿常规检查、肝功能检查、肾功能检查等。

任务一　血常规检查

血液是在中枢神经的调节下由循环系统流经全身各器官的红色黏稠液体，其在血管内流动，具有输送营养、氧气、抗体、激素，排泄废物，调节水分、体温、渗透压、酸碱度等功能。一般成人的血液总量为 5～6L，占体重的 8%～9%，血液的pH为 7.35～7.45，比重 1.05～1.06。血液中的成分可分为血浆（无形成分）和细胞（有形成分）两大部分。血浆为去细胞后的液体部分，占血液总量的 55%～60%。血浆中除去 91%～92% 的水分外，还包括蛋白质、葡萄糖、无机盐、酶、激素等；而血细胞在正常情况下主要包括红细胞、白细胞、粒细胞、淋巴细胞、血小板等。血液检查是通过观察血细胞的数量变化及形态分布从而判断血液状况及疾病的检查，血常规检查内容包括红细胞计数、血红蛋白（Hb）、白细胞分类计数及血小板计数等。

一、血红蛋白

1.正常参考值　血红蛋白（Hb）是存在于红细胞中的一种蛋白质，可使血液呈现红色，它能够将氧气输送到人体的器官和组织，并将 CO_2 从器官和组织输送回肺部进行气体交换。作为血常规检测中的重要指标之一，不仅可以反映人体生成红细胞的能力，还能够协助诊断一些血液疾病，血红蛋白参考值因性别和年龄不同而略有差异。正常参考范围见表6-1。

表6-1　血红蛋白浓度正常参考范围

人群	血红蛋白（Hb）浓度参考值（g/L）
成年男性	120～160
成年女性	110～150
新生儿	170～200

2.临床意义　血红蛋白的生理性变异和病理性变异大致上与红细胞相同。但在各种贫血时红细胞与血红蛋白的减少不一定成平行关系，血红蛋白能更好地反映贫血的程度。

（1）增多　可见于以下情况。

1）生理性增多：见于高原居民、胎儿和新生儿，以及剧烈活动、恐惧、冷水浴等。

2）病理性增多：见于严重的先天性及后天性心肺疾患和血管畸形，如法洛四联症、发绀型先天性心脏病、阻塞性肺气肿、肺源性心脏病、肺动脉或肺静脉瘘及携氧能力低的异常血红蛋白病等；也见于某些肿瘤或肾脏疾病，如肾癌、肝细胞癌、肾胚胎瘤及肾盂积水、多囊肾等。

（2）减少　可见于以下情况。

1）生理减少：3个月的婴儿至15岁以前的儿童，主要因生长发育迅速而导致造血系统造血相对不足，一般可较正常人低10%～20%；妊娠中期和后期由于妊娠血容量增加而使血液被稀释；老年人由于骨髓造血功能逐渐降低，可导致红细胞和血红蛋白含量减少。

2）病理性减少：①骨髓造血功能衰竭，如再生障碍性贫血、骨髓纤维化所伴发的贫血；②因造血物质缺乏或利用障碍所致的贫血，如缺铁性贫血、叶酸及维生素B_{12}缺乏所致的巨幼细胞贫血；③因红细胞膜、酶遗传性的缺陷或外来因素所致红细胞破坏过多而导致的贫血，如遗传性球形红细胞增多症、海洋性贫血、阵发性睡眠性血红蛋白尿或某些生物性和化学性等因素所致的溶血性贫血、某些急性或慢性失血所致的贫血等。

二、红细胞计数

1.正常参考值　红细胞（RBC）计数是指单位体积血液中所含的红细胞数目。正常情况下，红细胞的生成和破坏均处于动态平衡，血液中红细胞的数量及质量保持相对稳定。无论何种原因造成的红细胞生成与破坏的失常，都会引起红细胞在数量上或质量上的改变，从而导致疾病的发生，红细胞计数对于提示累及红细胞系统的疾病有重要意义。正常参考范围见表6-2。

表6-2　红细胞计数正常参考范围

人群	红细胞计数正常参考值（×10^{12}/L）
成年男性	4.0～5.5
成年女性	3.5～5.0
新生儿	6.0～7.0

2.临床意义

（1）增多　可见于以下情况。

1）慢性肺源性心脏病、先天性心脏病、肺气肿及心力衰竭等。

2）真性红细胞增多症。

3）严重脱水、大面积烧伤。

4）慢性一氧化碳中毒。

5）肾癌、肾上腺肿瘤。

6）药物如雄激素及其衍生物、肾上腺皮质激素类等可引起红细胞增多。

7）高山居民、新生儿可见生理性增高。

（2）减少　可见于以下情况。

1）各种贫血，如缺铁性贫血、失血性贫血、营养不良性贫血、溶血性贫血、再生障碍性贫血、感染、肾病、肝病、胃切除术后、出血性疾病、甲状腺功能减退症、白血病以及接触苯胺等化学物质引起职业中毒等所致的贫血等。

2）各种原因引起的大量失血，如产后、手术后、重症寄生虫病等。

3）老年人骨髓造血功能下降。

三、白细胞分类计数

1.正常参考值　白细胞是血液中重要的细胞成分，是机体免疫系统的重要组成部分，包括淋巴细胞、中性粒细胞、单核细胞、嗜酸性粒细胞、嗜碱性粒细胞5种类型。正常参考范围见表6-3。

表6-3　白细胞分类计数正常参考范围

分类	百分比（%）	白细胞分类计数参考值（×10⁹/L）
中性杆状核粒细胞	1~5	0.04~0.5
中性分叶核粒细胞	50~70	2~7
嗜酸性粒细胞	0.5~5.0	0.05~0.5
嗜碱性粒细胞	0~1	0~0.1
淋巴细胞	20~40	0.2~0.4
单核细胞	3~8	0.08~0.8

2.临床意义

（1）中性粒细胞

1）增多：在正常生理情况下，饱餐、情绪激动、剧烈运动、高温等原因会使中性粒细胞暂时性增多，新生儿、月经期、妊娠5个月以上妇女也可出现中性粒细胞增多。在病理情况下，中性粒细胞增多可分为反应性增多和异常性增多。急性炎症尤其是化脓菌引起的局部或全身性炎症、广泛的组织损伤和坏死、急性溶血、急性失血、急性中毒、恶性肿瘤是引起中性粒细胞反应性增多的主要因素，其中急性化脓性感染是最常见的原因。

2）减少：白细胞总数低于 $4×10^9$/L 称为白细胞减少，其中主要是中性粒细胞减少。引起中性粒细胞减少的主要原因有病毒感染性疾病、血液系统疾病，如再生障碍性贫血和粒细胞减少症、接触放射线和化学药物、系统性红斑狼疮、脾切除术后、肿瘤等均可引起中性粒细胞减少。

（2）嗜酸性粒细胞

1）增多：多见于过敏性疾病、皮肤病、寄生虫病、某些血液病、射线照射后、脾切除术后、传染病恢复期等。

2）减少：多见于伤寒、副伤寒，应用糖皮质激素、促肾上腺皮质激素等。

（3）淋巴细胞

1）增多：多见于某些传染病，如百日咳、传染性单核细胞增多症、传染性淋巴细胞增多症、水痘、麻疹、风疹、流行性腮腺炎、病毒性肝炎、淋巴细胞性白血病和淋巴瘤等。

2）减少：多见于多种传染病的急性期、放射病、免疫缺陷病等。

（4）单核细胞：增多见于结核、伤寒、疟疾、黑热病、急性传染病恢复期、单核细胞性白血病、亚急性感染性心内膜炎等；减少一般无临床意义。

（5）嗜碱性粒细胞：多见于慢性粒细胞白血病、嗜碱粒细胞白血病、霍奇金病、脾切除术后等；减少一般无临床意义。

四、血小板计数

1.正常参考值　血小板（PLT）计数指单位体积血液中所含的血小板数目，血小板是血液中最小的细胞，可保护毛细血管的完整性，有效的血小板质量和数量在机体正常止血过程中发挥着重要作用，血小板止血兼有机械性的堵塞伤口和生物化学性的黏附聚合作用。血小板计数正常值为（100~300）×10⁹/L。

2.临床意义

（1）生理学改变　健康人的血小板数比较稳定，一日之间没有大的变动，亦无性别与年龄明显差别，有些妇女血小板可呈周期性（月经期）轻度下降。

（2）病理学改变

1）增多：一般血小板计数>400×10⁹/L，称为血小板增高。主要见于原发性血小板增多症、真性红细胞增多症、慢性粒细胞白血病以及肿瘤骨髓转移有溶骨性变化、脾切除术后，此外，骨折、出血和手术后，血小板可反应性轻度增高。

2）减少：多见于原发性血小板减少性紫癜，某些内科疾患，如胶原性疾病、脾功能亢进、尿毒症、肿瘤骨髓转移引起骨髓纤维化时可继发血小板减少。某些造血系统疾患，如白血病、再生障碍性贫血、溶血性贫血、骨髓增生异常综合征等，均可伴有血小板减少。体内血小板消耗过多，如弥散性血管内凝血及血栓性血小板减少性紫癜、败血症等，血小板也会减少。

五、网织红细胞计数

1.正常参考值　网织红细胞是介于晚幼红细胞和成熟红细胞之间的过渡阶段的细胞，体积略大于成熟红细胞。网织红细胞是有核红细胞刚刚脱去核的阶段，仍属未完全成熟红细胞，细胞质中尚残存嗜碱性物质核糖核酸，经碱性染料如新亚甲蓝活体染色后，嗜碱性物质凝聚成蓝黑色颗粒，呈现点状或线网状结构，故名网织红细胞。网织红细胞计数是检查血液中平均每升包含的网织红细胞数量，目的在于观察患者骨髓造血功能。其绝对值的正常范围是（24~84）×10⁹/L，成人正常百分数参考值为0.5%~1.5%，新生儿为2%~6%。

2.临床意义

（1）增多　表示骨髓造血功能旺盛，见于各种增生性贫血，溶血性贫血增多尤为显著。

（2）减少　是无效红细胞造血的指征，提示红细胞生成受抑制，常见于各类贫血或骨髓造血障碍性疾病，如溶血性贫血、巨幼细胞贫血、缺铁性贫血。

六、红细胞比容

1. 正常参考值　红细胞比容（HCT）是指在一定体积的血液中红细胞所占体积的比例，属于血常规检查中的常见指标之一。红细胞比容变化与血浆量、红细胞的数量及平均体积有关，可用于帮助测定各种疾病或病理因素状态下，血液是被稀释还是浓缩，并可据结果进一步计算红细胞平均体积和红细胞平均血红蛋白浓度等指标。正常红细胞比容范围：男性0.40～0.50，平均0.45；女性0.37～0.48，平均0.40。

2. 临床意义

（1）生理性增多　主要见于血浆量减少，如大量出汗、多尿和红细胞增多，如新生儿、高原地区居民缺氧。

（2）病理性增多　多见于各种原因所致的血液浓缩，如大量呕吐、腹泻、失水、大面积烧伤、真性红细胞增多症、甲状腺功能亢进症；慢性充血性心力衰竭、先天性或后天性心脏病在缺氧时可致红细胞比容增加。

（3）病理性减少　多见于出血、休克、烧伤和电解质紊乱、各种贫血、妊娠贫血时，嗜铬细胞瘤、肝硬化、营养不良、垂体功能低下等也可致红细胞比容下降。

七、平均红细胞体积

1. 正常参考值　平均红细胞体积（MCV）是指人体单个红细胞的平均体积，以飞升（fl）为单位，通常是间接计算得到，计算公式如下：

MCV＝每升血液中血细胞比容/每升血液中红细胞数＝（HCT×10^{15}）/（RBC×10^{12}/L）fl

平均红细胞体积适用于各种贫血病的诊断和治疗，正常参考值为86～100fl。

2. 临床意义

（1）贫血形态学分类指标

1）体积增大：多见于如缺乏叶酸和维生素B_{12}的大细胞性贫血。

2）体积缩小：多见于缺铁性贫血、地中海贫血等小细胞性贫血。

（2）生理学改变

1）升高：新生儿约升高12%，妊娠约升高5%，饮酒约升高4%，吸烟约升高3%，口服避孕药约升高1%。

2）降低：激烈的肌肉活动约降低4%，6个月以前的儿童约降低10%。

（3）药物影响

1）升高：可引起巨幼细胞贫血的药物有巴比妥酸盐、苯巴比妥、格鲁米特、苯妥英钠、非那西丁、氨苯蝶啶、雌激素、呋喃类、新霉素、异烟肼、环丝氨酸、氨基苯甲酸、氨基水杨酸、甲氨蝶呤、秋水仙碱，其中抗惊厥药约升高3%。

2）降低：双香豆素乙酯可引发小细胞低色素性贫血。

（4）病理学改变

1）升高：多见于营养不良性巨幼红细胞贫血、酒精性肝硬化、胰外功能不全、获得性溶血性贫血、出血性贫血再生之后和甲状腺功能低下等情况。

2）降低：多见于小细胞低色素性贫血如由癌或感染引起的继发性贫血，高铁血症见于铁粒幼细胞贫血、铅中毒及CO中毒，全身性溶血性贫血如地中海贫血、遗传性球形红细胞增多症、先天性丙酮酸激酶缺乏症等。

八、平均红细胞血红蛋白浓度

1.正常参考值 平均红细胞血红蛋白浓度（MCHC），即平均每1升血细胞中所含血红蛋白克数，以g/L表示，计算公式如下：

$$MCHC=\frac{每升血液中血红蛋白克数（g/L）}{每升血液中血红细胞比积（L/L）}$$

平均红血红蛋白浓度（MCHC）正常值范围：男性300～360g/L，女性300～360g/L，新生儿300～360g/L。

2.临床意义

（1）升高 多见于高色素性贫血、严重呕吐、频繁腹泻、真性红细胞增多症、慢性CO中毒、心力衰竭等。

（2）降低 多见于小细胞低色素性贫血。

九、红细胞体积分布宽度

1.正常参考值 红细胞体积分布宽度（RDW）是反映红细胞体积大小异质性的参数，与MCV结合，可对贫血进行形态学分类，尤其是在缺铁性贫血的早期诊断。红细胞体积分布宽度正常值：男性10%～16%，女性10%～16%，新生儿10%～18%。

2.临床意义

（1）MCV降低，RDW正常 小细胞均一性贫血，常见于轻型地中海贫血、慢性疾病、儿童。

（2）MCV降低，RDW升高 小细胞非均一性贫血，常见于缺铁性贫血、β-地中海贫血、血红蛋白。

（3）MCV正常，RDW正常 正常细胞均一性贫血，正常人属此情况。其他异常表现可有慢性疾病、慢性肝病、急性出血、慢性淋巴细胞白血病、慢性粒细胞白血病、化疗后等情况。

（4）MCV正常，RDW升高 正常细胞非均一性贫血，如早期或混合性营养缺乏、血红蛋白异常的贫血症、骨髓纤维化、骨髓发育不良、铁粒幼细胞贫血等。

（5）MCV升高，RDW正常 大细胞均一性贫血，如再生障碍性贫血、白血病前期、冷凝集素升高等。

（6）MCV升高，RDW升高　大细胞非均一性贫血，如叶酸或维生素B_{12}缺乏导致的巨幼红细胞贫血、部分镰状细胞贫血。

任务二　血脂检查

血浆中所含脂类统称为血脂，包括血浆中的中性脂肪（甘油三酯和胆固醇）和类脂（磷脂、糖脂、固醇、类固醇），广泛存在于人体中。脂肪是人体内含量最多的脂类，是体内的一种主要能量来源；类脂是生物膜的基本成分。血浆脂类含量虽只占全身脂类总量的极小一部分，但外源性和内源性脂类物质都需经血液运转于各组织之间，血脂含量可以反映体内脂类代谢的情况。通过检查血浆中的血脂，可以预防或知晓是否患有肥胖症、动脉硬化、高血脂、冠心病、糖尿病、肾病综合征，以及其他一些心血管疾病。

1.正常参考值　血脂检查主要是测定血清中的总胆固醇、甘油三酯、低密度脂蛋白胆固醇和高密度脂蛋白胆固醇的水平等。正常参考范围见表6-4。

表6-4　血脂正常参考范围

种类	参考值（mmol/L）
总胆固醇	2.8～5.17
甘油三酯	0.56～1.7
男性：高密度脂蛋白	0.96～1.15
女性：高密度脂蛋白	0.90～1.55
低密度脂蛋白	0～3.1

2.临床意义

（1）总胆固醇

1）增加：多见于胆管梗阻、肾病综合征、慢性肾小球肾炎、淀粉样变性、动脉粥样硬化、高血压、糖尿病、甲状腺功能减退症、传染性肝炎、门脉性肝硬化、某些慢性胰腺炎、自发性高胆固醇血症、家族性高胆固醇血症、老年性白内障及牛皮癣等；长期食用高脂食品、精神紧张等因素也可引起总胆固醇增高。

2）减少：多见于严重贫血、急性感染、甲状腺功能亢进症、脂肪痢、肺结核、肝硬化、先天性血清脂蛋白缺乏及营养不良等。

（2）甘油三酯

1）增高：多见于高血脂、动脉粥样硬化、冠心病、糖尿病、肾病综合征、胆管梗阻、甲状腺功能减退症、高脂饮食、阻塞性黄疸、急性胰腺炎、糖原累积症、原发性甘油三酯增多症等情况。

2）减少：多见于甲状腺功能亢进症、肾上腺皮质功能减退症、肝功能严重障碍、慢性阻塞性肺病、脑梗死、恶病质、原发性低密度脂蛋白缺乏症及消化不良等情况。

（3）低密度脂蛋白胆固醇 是导致动脉粥样硬化的基本因素，其含量与心脑血管疾病的发病率及病变程度呈显著正相关，增多提示易患动脉粥样硬化导致的冠心病、脑血管病，可用于判断发生冠心病的危险性。

（4）高密度脂蛋白胆固醇

1）增高：对防止动脉粥样硬化、预防冠心病的发生有重要作用；高密度脂蛋白胆固醇与甘油三酯呈负相关。高密度脂蛋白胆固醇水平低的个体发生冠心病的危险性大；反之，则危险性小。增高可见于原发性高密度脂蛋白血症如家族性高脂蛋白血症，接受雌激素、胰岛素或某些药物如烟酸、维生素E、肝素等治疗者亦可增高，虾青素可显著提升人类高密度脂蛋白胆固醇。

2）降低：多见于心脑血管疾病、糖尿病、慢性肾衰竭、急性或慢性肝病、甲状腺功能异常和严重营养不良等疾病，以及肥胖者和长期吸烟者。

任务三 尿常规检查

尿常规检查是临床上三大常规检验中的一项，作为排泄物检查，尿液反映了机体的代谢状况，是很多疾病诊断的重要指标，不少肾脏病变早期就可以出现蛋白尿或者尿沉渣中出现有形成分。尿常规异常常是肾脏或尿路疾病的征兆。尿常规检查内容包括尿的颜色、透明度、酸碱度、红细胞、蛋白质及尿糖等。

一、尿酮体

1.正常参考值 尿酮体是尿液中乙酰乙酸、β-羟丁酸及丙酮的总称。酮体是机体脂肪氧化代谢产生的中间代谢产物，当糖代谢发生障碍，脂肪分解增高，酮体产生速度超过机体组织利用速度时，可出现酮血症，酮体血浓度一旦超过肾阈值，就可产生酮尿。临床正常参考值为阴性。

2.临床意义 以下情况可能导致尿酮体阳性。

（1）糖尿病患者、糖尿病酸中毒时会出现强阳性（+++以上），此时应引起注意，易发生中毒性昏迷，应及时采取治疗措施。

（2）严重呕吐、腹泻、长期营养不良、饥饿、剧烈运动后。

（3）妊娠妇女因妊娠反应而剧烈呕吐、子痫、消化吸收障碍等。

（4）中毒如三氯甲烷、乙醚麻醉后、磷中毒等，也可引起尿酮体阳性。当服用的药物有抑制细胞呼吸的作用时，可出现血糖正常、尿酮体阳性的现象。

（5）新生儿出现酮体强阳性时，应怀疑为遗传性疾病。

二、尿糖

1.正常参考值 尿糖检查主要是作为糖尿病筛检和病情判断的检测指标，尿糖检测时，应同时检查血糖，以提高诊断准确性，尿糖检查临床正常参考值为阴性。

2.临床意义

（1）血糖增高性糖尿

1）饮食性糖尿：因短时间摄入大量糖类而引起。

2）持续性糖尿：清晨空腹尿中呈持续性阳性，常见于因胰岛素绝对或相对不足所致的糖尿病，此时空腹血糖水平常已超过肾阈，24小时尿中排糖接近100g或更多，每日尿糖总量与病情轻重相平行。

3）其他疾病血糖增高性糖尿。

4）一过性糖尿。

（2）血糖正常性糖尿 肾性糖尿属血糖正常性糖尿，因近曲小管对葡萄糖的重吸收功能低下所致。

（3）尿中其他糖类

1）乳糖尿：有生理性和病理性两种。生理性乳糖尿出现在妊娠末期或产后25天，病理性乳糖尿见于消化不良的患儿尿中。

2）半乳糖尿：先天性半乳糖血症是一种常染色体遗传性疾病。

3）果糖尿：正常尿液中偶见果糖，摄取大量果糖后尿中可出现暂时性果糖阳性。

三、尿蛋白

1.正常参考值 正常人的肾小球滤液中存在小分子量的蛋白质，在通过近曲小管时绝大部分被重吸收，因此终尿中的蛋白质含量仅为30～130mg/24h。正常尿液中含少量小分子蛋白，普通尿常规检测不出，临床正常参考值为阴性。

2.临床意义 因器质性病变，尿内持续性地出现蛋白，尿蛋白含量的多少，可作为判断病情的参考，但蛋白量的多少不能反映肾脏病变的程度和预后。

（1）急性肾小球肾炎 多数是由链球菌感染后引起的免疫反应。

（2）急进型肾小球肾炎 起病急，进展快。

（3）隐匿性肾小球肾炎 临床常无明显症状，但有持续性轻度的蛋白尿。

（4）慢性肾小球肾炎 病变累及肾小球及肾小管，多属于混合型蛋白尿。

（5）肾病综合征 是由多种原因引起的临床症候群。

（6）肾盂肾炎 为泌尿系统最常见的感染性疾病，临床上分为急性和慢性两期。

四、血红蛋白尿

1.正常参考值 血红蛋白尿指尿中含有游离血红蛋白而无红细胞，或仅有少许红细胞而含有大量游离血红蛋白的现象。当有大量红细胞被破坏，血浆中游离血红蛋白超过1.5g/L时，血红蛋白随尿排出，尿中血红蛋白检查呈阳性，称为血红蛋白尿，正常人尿中血红蛋白定性试验参考值为阴性。

2.临床意义 以下情况可能导致血红蛋白阳性。

（1）可见于各种引起血管内溶血的疾病。

（2）血型不合输血引起的急性溶血、广泛性烧伤、恶性疟疾、某些传染病、毒蛇咬伤等大都有变性的血红蛋白出现。

（3）遗传性或继发性溶血性贫血。

（4）自身免疫性溶血性贫血、系统性红斑狼疮等。

五、尿酸碱度

1.正常参考值 尿酸碱度可反映肾脏调节体液酸碱平衡的能力。机体可通过尿液排出大量酸性和碱性物质，以维持酸碱平衡。正常新鲜尿呈弱酸性，尿酸碱度正常值为晨尿pH 5.5～7.0弱酸性，随机尿pH 4.5～8.0，检测时应在早晨进行，以新鲜晨尿最佳。

2.临床意义

（1）尿pH降低 酸中毒、慢性肾小球肾炎、痛风、糖尿病等使排酸增加；呼吸性酸中毒，因CO_2潴留等，尿多呈酸性。

（2）尿pH升高 频繁呕吐丢失胃酸、服用碳酸氢盐、尿路感染、换氧过度及丢失CO_2过多的呼吸性碱中毒，导致尿呈碱性。

任务四 肝功能检查

肝脏是人体内最大的实质性腺体，具有十分重要和复杂的生理功能。肝脏是人体内各种物质代谢和加工的中枢，对门静脉从肠道吸收来的营养物质进行加工，转化为体内营养物质供应全身，并将多余的物质加以储存，又对动脉血带来的代谢产物进行加工处理，再由肾脏或胆道排泄，以此维持和调节人体内环境的稳定，水电解质平衡和血容量的稳定。肝脏还有生物转化和解毒功能，所有进入人体的药物或毒物等，都会在肝脏发生氧化、还原、水解、结合等化学反应，不同程度地被代谢，最后以原形药或代谢物的形式排出体外。

由于肝细胞不断地从血液中吸取原料，难以避免地会受到有毒物质或病毒、毒素和寄生虫的感染或损害，肝功能检查指标在临床上具有十分重要的意义，临床肝功能检查内容主要包括总蛋白、天冬氨酸氨基转移酶、总胆红素、丙氨酸氨基转移酶、胆红素等。

一、血清总蛋白

1.正常参考值 血清总蛋白（TP）可分为白蛋白和球蛋白两类，具有维持血液正常胶体渗透压和pH、运输多种代谢物、调节被运输物质的生理作用并解除其毒性、免疫及营养作用等多种功能。血清总蛋白不仅可用于机体营养状态的监测，还可用于疾病的诊断及鉴别诊断。临床血清总蛋白的正常参考值为60~80g/L。

2.临床意义

（1）增高 可见于各种原因失水所致的血液浓缩，如呕吐、腹泻、高热、休克等；多发性骨髓瘤、巨球蛋白血症、冷球蛋白血症等单克隆免疫球蛋白病；系统性红斑狼疮、多发性硬化和某些慢性感染造成球蛋白（多克隆）升高的一些慢性病等。

（2）降低 可见于恶性肿瘤、重症结核、甲状腺功能亢进、水钠潴留、怀孕后期、肾病综合征、慢性胃肠道疾病、溃疡性结肠炎、肝硬化、烧伤、蛋白丢失性肠病、营养不良及消耗增加、蛋白合成障碍，如肝细胞病变、肝功能受损等。

二、球蛋白

1.正常参考值 血清球蛋白（G）是多种蛋白质的混合物，可分为α_1、α_2、β和γ四种，球蛋白是机体免疫器官制造的，大部分在肝细胞外生成，它与人体的免疫力有关。临床上球蛋白正常值为20~30g/L。

2.临床意义

（1）增高 主要以γ球蛋白增高为主，可见于炎症或慢性感染性疾病，如结核、疟疾、血吸虫病、肝炎、亚急性心内膜炎；自身免疫性疾病，如风湿热、红斑狼疮、类风湿关节炎、肝硬化；骨髓瘤和淋巴瘤、原发性巨球蛋白血症。

（2）减少 长期大剂量使用肾上腺皮质激素和其他免疫抑制剂，会导致球蛋白合成减少；低γ球蛋白血症或无γ球蛋白血症者，血清中γ球蛋白极度低下或无，此类患者缺乏体液免疫功能；正常婴儿出生后至3岁，肝脏和免疫系统尚未发育完全，可出现生理性球蛋白浓度较低。

三、白蛋白

1.正常参考值 白蛋白（A）由肝脏细胞合成，正常范围为40~55g/L，是正常人体血清总蛋白中的主要蛋白质成分，维持着机体营养和血浆渗透压，参与体内物质运输，有解毒作用。

2.临床意义

（1）增高

1）高热、呕吐、腹泻、脱水等导致血容量减少，血液浓缩，会出现白蛋白浓度增加。

2）机体摄入蛋白质过多，营养过剩时，也会出现白蛋白增高。

（2）减少

1）长期营养不良，由于蛋白质摄入不足，白蛋白合成原料减少，会导致白蛋白降低。

2）肝炎、肝硬化、肝癌等肝脏疾病时，肝脏合成功能受损。

3）患者有肾脏疾病时，肾脏滤过屏障功能受损，白蛋白流失，出现大量蛋白尿。

4）患有结核病、恶性肿瘤等慢性消耗性疾病时，白蛋白消耗增多。

（3）A/G 比值

1）A/G 比值小于1，提示有慢性肝炎、肝硬化、肝实质性损害、肾病综合征。

2）肝炎早期，白蛋白量可不变或稍低，γ球蛋白量轻度增多，所以血清总蛋白量可以不变。此时白蛋白量仍高于球蛋白，因此 A/G 比值仍可正常。A/G 比值的动态变化，有助于观察病情的发展与预后，如病情恶化时，白蛋白逐渐减少，A/G 比值下降，A/G 比值持续倒置提示预后较差。肝硬化和慢性肝炎时，血清白蛋白量减少，总蛋白量则视球蛋白量的改变而异，若球蛋白量正常，A/G 比值正常或减少；若球蛋白量增多，则 A/G 比值减少或低于1。

四、丙氨酸氨基转移酶

1.正常参考值 丙氨酸氨基转移酶（ALT）是转氨酶的一种，催化丙氨酸与 α-酮酸间的氨基转移反应，ALT 是最常用的临床检验项目之一，主要存在于肝，次是在肾、心肌、骨骼肌、胰腺、脾、肺等组织细胞中，当这些组织细胞受损或坏死时，ALT 从细胞释放增加，进入血液后导致 ALT 活性上升，其增高的程度与肝细胞被破坏的程度成正比。ALT 的正常参考值为 0～40U/L。

2.临床意义 ALT 升高常见于以下疾病。

（1）各种急性肝损伤，如急性传染性肝炎及药物或酒精中毒，此时 ALT 可在临床症状出现之前急剧升高，一般与病情轻重和恢复情况相平行。

（2）慢性肝炎、脂肪肝、肝硬化、肝癌、肝淤血、胆石症、胆囊炎、胰腺炎、心肌梗死、心肌炎、心力衰竭、支气管炎、大叶性肺炎、营养不良等疾病，也可导致 ALT 升高。

（3）服用某些药物，如氯丙嗪、异烟肼、奎宁、水杨酸、氨苄西林、利福平、乙醇、汞、铅、有机磷等。

五、天冬氨酸氨基转移酶

1.正常参考值 天冬氨酸氨基转氨酶（AST）是转氨酶中比较重要的一种，存在于组织细胞中，其中心肌细胞中含量最高，其次为肝脏，血清中含量极少。AST 主要存在于肝细胞线粒体内，当肝脏发生严重坏死或破坏时，才能引起 AST 在血清中浓度会偏高。健康人正常情况下，AST 的正常参考值为 0～40U/L。

2.临床意义 AST 升高常见于以下疾病。

（1）肝脏疾病　AST/ALT比值常用于急慢性肝脏疾病的鉴别诊断，在急性或轻型肝炎时，血清AST升高，但升高幅度不如ALT，AST/ALT比值<1；慢性肝炎、肝硬化、肝癌等情况时AST升高明显，上升幅度高于ALT。

（2）其他疾病　胆道疾病、进行性肌营养不良、皮肌炎、肺栓塞、肾炎、胸膜炎、钩端螺旋体病、肌肉挫伤、坏疽、溶血性疾病等，也可见AST升高。

（3）服用药物　服用有肝毒性的药物时，具体情况与ALT类同。

六、总胆红素

1.正常参考值　总胆红素（STB）是直接胆红素和间接胆红素的总和。间接胆红素是指不与葡糖醛酸结合的胆红素，间接胆红素难溶于水，不能通过肾随尿排出，间接胆红素在肝细胞内转化，与葡糖醛酸结合形成直接胆红素；直接胆红素溶于水，能通过肾随尿排出体外。肝脏对胆红素的代谢起着重要作用，包括肝细胞对血液中间接胆红素的摄取、结合和排泄三个过程，其中任何一个过程发生障碍，均可引起胆红素在血液中积聚，出现黄疸。正常参考范围见表6-5。

表6-5　胆红素正常参考范围

人群		指标	正常范围（μmol/L）
新生儿	出生后0~1天	总胆红素	34~103
	出生后1~2天	总胆红素	103~171
	出生后3~5天	总胆红素	68~137
成年人		总胆红素	3.4~17.1
		间接胆红素	1.7~10.2
		直接胆红素	0~6.8

2.临床意义　临床常根据引起黄疸的原因不同，将黄疸分为溶血性黄疸、肝细胞性黄疸和梗阻性黄疸。胆红素的测定对黄疸的诊断和鉴别诊断、黄疸程度及类型的判断、黄疸原因的分析及预后评估等有重要的价值。

（1）根据STB值判定有无黄疸、黄疸发生程度及演变过程　当STB值在17.1~34.2μmol/L时为隐性黄疸；34.2~171μmol/L为轻度黄疸；171~342μmol/L时为中度黄疸；>342μmol/L为重度黄疸。

（2）推断黄疸发生的病因　①溶血性黄疸时STB通常<85.5μmol/L，见于各种溶血及溶血性疾病、输血反应、大面积烧伤、大血肿吸收等；②肝细胞性黄疸STB在17.1~171μmol/，见于各种肝实质性损伤；③不完全梗阻性黄疸时STB为171~265μmol/L，完全梗阻性黄疸时，STB通常大于342μmol/L，见于肝内、外胆道阻塞性疾病和肝内胆汁淤积。

（3）判断黄疸类型　①间接胆红素显著升高提示溶血性黄疸；②直接胆红素显著升高提示梗阻性黄疸；③三者均升高提示肝细胞性黄疸。

任务五　肾功能检查

肾脏是人体最重要的器官之一，其功能主要是分泌和排泄尿液、废物、毒物和药物；调节和维持体液容量和成分、电解质、酸碱度；维持机体内环境的平衡。每日经肾小球滤过的血浆大约有180L。变态反应、感染、肾血管病变、代谢异常、先天性疾病、全身循环和代谢性疾病、药物、毒素对肾脏的损害，均可影响肾功能，主要表现为肾功能检查指标的异常，因此，肾功能检查在临床诊断和治疗上具有重要的意义，检查内容主要包括内血清肌酐（Cr）、血尿素氮（BUN）、血尿酸（UA）等。

一、血清肌酐

1.正常参考值　肌酐（Cr）是肌酸的代谢产物，肌酸与肌肉量成正比，人体以恒定的速度产生和释放肌酐到血液中，由血循环带到肾脏，从尿排出体外。血清肌酐包括内生肌酐与外源性肌酐，内生肌酐是由肌肉所含的磷酸肌酸经水解代谢而产生，不受食物影响；外源性肌酐来自摄入的鱼、肉类食物。肌酐清除率指肾脏在单位时间内清除血浆中肌酐的能力，通常以每分钟能清除多少毫升血浆中的肌酐来表示。正常参考范围（酶法）见表6-6。

表6-6　肌酐清除率正常参考范围

人群		正常范围（μmol/L）
成年男性		57~111
成年女性		41~81
儿童	0~7天	53~97
	1周~1个月	27~62
	1个月~1岁	18~35
	1~16岁	18~62

2.临床意义

（1）增高

1）常见于肾小球滤过功能减退，以急、慢性肾衰竭最多。急性肾衰竭时血清肌酐表现为进行性升高，为器质性损害，可伴有少尿或无尿；慢性肾衰竭时血清肌酐浓度可用于评估病变程度及分期：①肾衰竭代偿期，血清肌酐<178μmol/L；②肾衰竭期，血清肌酐>455μmol/L；③尿毒症期血清肌酐>707μml/L。除肾衰竭以外，肝肾综合征，肾病综合征可导致肾前性少尿，血清肌酐浓度上升一般不超过200μmol/L。

2）休克、心力衰竭、肢端肥大症、巨人症、失血、脱水都可能导致肾前性少尿，致血肌酐浓度上升。

（2）降低　提示肌萎缩、严重肝病、白血病和肾功能不全。

二、尿素氮

1.正常参考值　尿素氮（BUN）是人体蛋白质代谢的主要终末产物，氨基酸脱氨基产生 NH_3 和 CO_2，两者在肝脏中合成尿素，尿素浓度可以用尿素氮表示，通常肾脏为排泄尿素的主要器官，尿素从肾小球滤过后在各段小管均可重吸收，但肾小管内尿流速越快重吸收越少，即达到了最大清除率，在肾功能不全失代偿时，BUN将升高，所以临床以将其作为判断肾小球滤过功能的指标。临床正常尿素氮参考范围是 $2.9 \sim 7.5$ mmol/L。

2.临床意义

（1）偏高

1）器质性肾功能损害：①各种原发性肾小球肾炎、肾盂肾炎、间质性肾炎、肾肿瘤、多囊肾等所致的慢性肾衰竭；②尿毒症BUN增高可判断病情，肾衰竭代偿期GFR下降至 50ml/min，血尿素氮 <9 mmol/L；肾衰竭失代偿期，血尿素氮 >9 mmol/L；肾衰竭期，血尿素氮 >20 mmol/L。

2）肾前性少尿：如严重脱水、大量腹腔积液、心脏循环功能衰竭、肝肾综合征等导致的血容量不足，肾血流量减少灌注不足导致少尿。

（2）偏低

1）肾功能失调：尿素氮偏低，可能与蛋白质摄入太少、妊娠、肝衰竭有关。

2）肝功能衰竭：营养物质不能正常吸收，同时肝功能不正常而消耗增加。

三、血尿酸

1.正常参考值　尿酸是嘌呤代谢的终末产物，来源有内源性和外源性。内源性是指通过体内氨基酸、磷酸核糖及其他小分子化合物合成尿酸和核酸分解代谢产生尿酸，约占体内总尿酸的80%；外源性是指从食物中的核苷酸分解而来，约占体内总尿酸的20%。尿酸基本上以尿酸单钠盐的游离态形式存在于血液中，尿酸池贮存的尿酸盐约1200mg，其中 $50\% \sim 60\%$ 每日更新代谢，故每日生成并排泄的尿酸为 $600 \sim 700$ mg，酶法检测尿酸。参考正常值：男性 $150 \sim 416$ μmol/L，女性 $89 \sim 357$ μmol/L。

2.临床意义

（1）过高

1）肾小球滤过功能损伤：此指标较血肌酐和血尿素灵敏。

2）体内尿酸生成异常增多：常见于遗传缺陷所致的原发性痛风，以及多种血液病、恶性肿瘤等因细胞大量破坏所致的继发性痛风。

（2）降低

1）肾小管重吸收尿酸功能损害。

2）肝功能严重损害，如急性重型肝炎、肝豆状核变性等。

3）慢性镉中毒，使用磺胺及大剂量糖皮质激素，参与尿酸生成的黄嘌呤氧化酶、嘌呤核苷酸化酶先天性缺陷等，也可致血尿酸降低。

练一练

【实训目的】

在常见病用药指导中结合医学检验报告正确推荐药物并指导使用。

【实训材料】

1.常用检验单、常见病案例。

2.布置模拟药房的药学服务咨询场景。

【实训步骤】

1.将学生随机分为4人一组，开展情景模拟，药师角色对患者进行问病荐药。

2.布置任务：以小组为单位分析讨论案例。

（1）查找相关资料了解案例中患者的检验单、患者特点、药物特点。

（2）各小组根据特定病情准备情景模拟。

（3）各小组给予患者用药推荐，说出药品名称、用法用量、常见不良反应、注意事项及健康教育，并设计患者可能出现的疑问及如何给予解释。

3.学生准备：通过药品说明书、相关参考资料或手机上网等方式准备模拟情景，查找检验单中参数意义，推荐药品中各药的用药注意事项、不良反应等。

4.学生执行任务：进行情景模拟，并回答其他同学和老师提出的问题。

5.教师点评：教师根据学生们的分析讨论情况做一个总结，并指出不足之处。

6.老师对每组学生的全程表现进行评分。

思一思

1.临床常用的检验单还有哪些？分别有什么用途？

2.血常规、尿常规样本采集时对被采集者有哪些要求？为什么？

项目七　特殊人群用药指导

随着社会经济文化的高速发展，人们越来越意识到合理用药的重要性。而老年人、婴幼儿、孕妇及哺乳期妇女等部分特殊人群，他们在生理生化功能上与普通人有很大差异，对药物的反应也不同。

任务一　儿童用药指导

儿童处于生理和代谢过程都迅速变化的阶段，对药物具有特殊的反应。小儿用药时，要重视其特有的各种生理、生化特征，用药过程中必须重视其安全性和合理性，避免小儿用药成人化现象。

一、儿童用药的药效学特点

（一）中枢神经系统

儿童期由于血－脑屏障尚未发育完全，通透性大，导致某些药物容易透过血－脑屏障，这一特点有利有弊。例如：治疗脑炎、脑膜炎药效更容易达到；但一些药物会造成严重不良反应，如氨基糖苷类抗生素能引起第8对脑神经损伤。

（二）内分泌系统

儿童期内分泌系统尚不稳定，许多激素和抗激素制剂会扰乱儿童内分泌，导致甲状腺、甲状旁腺、肾上腺、垂体等功能发生变化，影响生长发育。例如：长期服用糖皮质激素会导致发育迟缓、身材矮小、免疫力低下；人参、蜂王浆等中药可影响垂体分泌；促性腺激素药物可影响儿童性腺发育，导致儿童性早熟。

（三）血液系统

儿童期骨髓造血功能较为活跃，但容易受到外界因素影响。例如：儿童使用某些药物可引起贫血、红细胞增多、粒细胞减少、过敏性紫癜、再生障碍性贫血（比如使用氯霉素）等不良反应。

（四）水盐代谢

儿童期易致脱水与电解质紊乱。长期禁食、严重呕吐容易出现低钾血症、低钠血症；腹泻患儿容易出现脱水、酸中毒。儿童不轻易使用泻下药、利尿药。小儿钙盐代谢旺盛，易受药物影响。例如：苯妥英钠影响钙盐吸收；糖皮质激素在影响钙盐吸收的同时，还影响骨骼钙盐代谢，导致骨质疏松、脱钙，严重者发生骨折，影响生长发育。

（五）运动系统

儿童期骺软骨处于不断增生和不断骨化的过程中。某些药物如喹诺酮类抗生素可引起关节痛、关节肿胀及软骨损害，影响骨骼发育。

二、儿童用药的药动学特点

（一）吸收

小儿胃容量小，胃酸分泌少，胃液pH较高（2~3岁方接近成人水平），胃排空慢，肠蠕动不规则，胆汁分泌功能不完全，这些因素使主要在胃内吸收的药物吸收较完全，而主要在十二指肠吸收的药物吸收减少。

（二）分布

婴幼儿脂肪含量较成人低，地西泮等脂溶性药物不能充分与之结合，血浆中游离药物浓度较成人高，容易发生过量中毒。婴幼儿血浆白蛋白与药物的结合力低于成人，药物在血中的游离浓度增高，极易引起中毒。儿童期血–脑屏障不完善，多种药物均能通过，有可能引发不良反应。

（三）代谢

婴幼儿和儿童期药物代谢主要酶系的活性已经成熟，加之肝脏的相对重量约为成人的2倍，因此婴幼儿和儿童药物的代谢速率高于成人，若不注意则会导致剂量偏低。

（四）排泄

新生儿的肾小球滤过率及肾小管排泌功能均低于成人。而婴幼儿的肾小球滤过率、肾小管排泌能力和肾血流量迅速增加，在6~12个月时就接近成人水平，在随后的儿童期，肾功能超过成年人，若不注意则会导致剂量偏低。

三、儿童用药原则

（一）明确诊断，严格掌握适应证

治疗之前应尽可能明确诊断，选择疗效确切、不良反应较小的药物，特别是对中枢神经系统、肝肾功能有损害的药物尽可能少用或不用。如喹诺酮类抗生素，可能影响小儿骨骼发育；四环素类药物，容易引起小儿牙齿变黄并使牙釉质发育不良；链霉素、庆大霉素等氨基糖苷类抗生素，会对听神经造成影响，引起眩晕、耳鸣，甚至耳聋；使用氯霉素可能引起再生障碍性贫血。

（二）根据儿童特点选择适宜的给药方案

1.口服给药 是最方便、最安全、最经济的给药途径，但影响因素较多，剂量不如注射给药准确，特别是吞咽能力差的婴幼儿会受到一定限制。幼儿用糖浆、水剂、冲剂等较合适，年长儿可用片剂或丸剂，服药时要注意避开牛奶、果汁等食物的影响，小婴儿喂药时最好将小儿抱起或头略抬高，以免呛咳时将药吐出。病情需要时可采用鼻饲给药。

2.注射给药 比口服给药起效快，但对小儿刺激大。肌内注射时药物的吸收与局部血流量有关，要充分考虑注射部位的吸收状况，避免局部结块、坏死。临床上多选择臀大肌外上方，但注射次数过多可能造成臀部肌肉损害，需加以注意。静脉注射常在病情危重抢救时用，平时多采用静脉滴注，静脉滴注可给予较大容量的药物，应根据年龄大小、病情严重程度控制给药量和给药速度，在治疗用药时间较长时，提倡使用序贯疗法，及时改用口服剂型，以提高疗效和减少药品不良反应。

3.透皮给药 方便且痛苦小。药物剂型多为软膏，也可用水剂、混悬剂等。用药时要注意防止小儿用手抓摸药物，误入眼、口而引起意外，不宜使用刺激性较大的品种。

4.直肠给药 药物从直肠下部吸收，不经过肝脏直接进入体循环，所用剂型有栓剂和灌肠剂。临床应用较多的有退热药物制成的小儿退热栓剂。灌肠法在小儿应用较少，因药液在肠腔不易保留。

5.单剂量包装问题 避免一日或多次剂量一次误服等。

（三）根据儿童的不同阶段严格掌握用药剂量

用药剂量应根据儿童的年龄、体重等进行调整，特别是新生儿、婴幼儿用药，应严格掌握剂量，剂量太小达不到治疗效果，太大则有可能引起不良反应。

（四）密切监护儿童用药，防止产生不良反应

儿童应急能力较差，较敏感，极易产生药品不良反应。

四、儿童用药剂量计算方法

根据儿童药代动力学及对药物的敏感性方面的特点，儿童用药剂量应较成人更为准确，但由于缺乏适用于儿童的药品规格，有些药品说明书中也没有标明儿童的用药剂量，因此需要计算儿童用药剂量，可按以下方法计算。

（一）根据儿童年龄计算

1.Fried公式 婴儿药物剂量＝月龄 × 成人剂量/150

2.Young公式 小儿药物剂量＝年龄 × 成人剂量/（年龄+12）

3.其他公式 1岁以内儿童用量=0.01 ×（月龄+3）× 成人剂量

1岁以上儿童用量=0.05 ×（月龄+2）× 成人剂量

根据年龄计算用药剂量的方法不太实用，很少被儿科医师采用，但对某些剂量不需要

十分精确的药物，如镇咳药、助消化药，仍可以按年龄计算。

（二）根据儿童体重计算

1.已知儿童每千克体重剂量 直接乘以体重即可得1日或1次剂量。如口服氨苄西林，剂量标明为1日每千克体重20～80mg，分4次服用。如儿童体重为15kg，即（20～80）×15=300～1200mg，分成4次，即一次75～300mg。

2.不知儿童每千克体重剂量 可按下式计算：

$$小儿剂量＝成人剂量×小儿体重（kg）/50$$

3.不知儿童体重多少 可按下列公式计算：1～6个月小儿体重（kg）=月龄×0.6+3

$$7～12个月小儿体重（kg）=月龄×0.5+3$$

$$1～10岁小儿体重（kg）=年龄×2+8$$

如所得结果不是整数，为便于服药可稍做调整。用体重计算年长儿童的剂量时，为避免剂量过大，应选用剂量的下限；反之，对婴幼儿可选择剂量的上限，以防药量偏低。

（三）根据体表面积计算

按体表面积计算剂最为合理，适用于各个年龄阶段，尤其是某些特殊的治疗药，如抗肿瘤药、抗生素、激素，均应以体表面积计算。

如体重≤30kg，小儿体表面积（m²）=（体重×0.035）+0.1；

如体重＞30kg，小儿体表面积（m²）=（体重−30）×0.02+1.05。

任务二 妊娠期及哺乳期用药指导

妊娠期作为妇女的特殊生理时期，对母体和胎儿、新生儿健康都有非常重要的意义，应用药物时不但要充分考虑妊娠期母体发生的一系列生理变化对药物作用的影响，更要注意药物对胎儿或新生儿的作用。

一、妊娠期生理特点

妊娠是胚胎和胎儿在母体内发育成长的过程。成熟卵受精是妊娠的开始，胎儿及其附属物自母体排出是妊娠的终止。

（一）妊娠期母体的变化

1.生殖系统的变化 妊娠期间母体生殖系统的变化，主要包括子宫、卵巢、输卵管、阴道及外阴的变化。

（1）子宫 妊娠期变化最大的器官是子宫，主要表现为体积增大、血流量增加和子宫下段形成，以利于容纳妊娠物并为分娩做准备。妊娠后子宫体积增大、变软，足月子宫重约1100g（未妊娠成年女性子宫重50～70g），容量可达5000ml（未妊娠为5ml）。妊娠达

12周时，增大的子宫超出盆腔，可出现不规律、无痛性的生理性收缩；受雌激素、孕激素影响，子宫内膜腺体增大，血管充血，子宫内膜变成蜕膜。宫体与宫颈之间的子宫峡部未妊娠时长约1cm，临产后可伸展至7～10cm，形成子宫下段，成为产道的一部分；同时子宫颈于妊娠期变软，宫颈管内腺体肥大，分泌黏稠的黏液堵塞宫颈管，可防止细菌侵入宫腔。宫颈鳞柱上皮交界处外移，外观如糜烂面，称为假性糜烂。

（2）其他器官　妊娠后排卵及卵泡发育停止，卵巢略增大，受绒毛膜促性腺激素刺激成为妊娠黄体，妊娠黄体于妊娠10周前产生雌激素、孕激素，以维持妊娠（黄体功能在妊娠10周后由胎盘取代）；输卵管伸长，但肌层并不增厚，黏膜上皮细胞变平，有时可见蜕膜细胞；阴道黏膜变软，阴道壁皱襞增多；阴道pH降低，为3.6～6.0，保持酸性环境可抑制致病菌生长；外阴部充血，伸展性增加，因子宫压迫，部分妊娠妇女出现外阴或下肢静脉曲张。

2.乳房的变化　妊娠期间胎盘分泌大量雌激素刺激乳腺腺管发育，分泌大量孕激素刺激乳腺腺泡发育。乳腺发育完善还需垂体催乳素、人胎盘催乳素以及胰岛素、皮质醇等的参与。

3.循环系统的变化

（1）心脏　妊娠后期因膈肌升高，心脏向左、向上、向前移位。正常孕妇可有少量的心包渗出液而使心脏增大。这些使得经X线检查很难与真正的心脏肥大相鉴别。由于心脏移位，大血管扭转，在心尖部可听到收缩期杂音。心脏容量从妊娠早期至妊娠末期约增加10%，心率每分钟增加10～15次以适应妊娠的需要。

（2）每搏输出量　每搏输出量增加对维持胎儿生长发育极为重要。正常妊娠期和产褥期，心脏和血循环都有显著变化。心脏功能最重要的变化是妊娠期前8周，在妊娠第5周，每搏输出量增加，主要是全身血管阻力减小和心率增加的功能表现。在妊娠10～20周之间，血容量显著增加可导致心脏前负荷增加，至妊娠32～34周达高峰。妊娠期心室功能受全身血管阻力降低和动脉搏动流量变化的影响。临产后，特别是在第二产程期间，心排血量出现显著增加。

（3）血压　在妊娠早期及中期血压偏低，在妊娠晚期血压轻度升高。一般收缩压无变化，舒张压轻度降低，使脉压稍增大。孕妇的体位会影响动脉血压，坐位、侧卧位、仰卧位不同，动脉血压随之有所改变，坐位高于仰卧位。通常接近妊娠中期时动脉压降低到最低点，以后再升高。孕晚期仰卧时，增大的子宫相对固定地压迫静脉系统，使来自下半身的回心血量减少，心脏充血量减少，导致每搏输出量降低，部分孕妇因此产生仰卧位低血压。

（4）静脉压　妊娠对上肢肘前静脉压无影响。由于下肢、外阴及直肠静脉压增高，加之妊娠期静脉壁扩张，孕妇容易发生下肢、外阴静脉曲张和痔。妊娠20周后逐渐增大的子宫压迫下腔静脉，使血液回流受阻，而左侧卧位能减轻子宫的压迫，对静脉回流有所改善。

4.血液的变化

（1）血容量　妊娠期血容量自妊娠6～8周逐渐增加，至32～34周时达到高峰，总容量可较孕前增加1200~1800ml，在此期间血浆增幅大于红细胞的增幅，故在正常妊娠时血液呈稀释状态，血黏度下降、血细胞比容降低。孕晚期血容量维持稳定状态，维持此水平直至分娩。分娩后，组织间隙水分回至血循环，血容量再次增加，产后2~5周血容量恢复至正常怀孕期间，血容量增加，血液相对稀释。这种状态有利于女性适应妊娠过程。

（2）血液成分

1）红细胞：妊娠期间，骨髓不断产生红细胞，网织红细胞轻度增多。但由于血浆容量增加明显，孕妇自妊娠第6~20周起，红细胞计数、血红蛋白浓度及血细胞比容均相对下降，红细胞比容降低至0.31~0.34。怀孕20周以后，红细胞容量增长趋势逐渐加快，开始赶超血容量，至37周达到峰值，较健康妇女增加1/3。产后逐渐下降，至产后6周产褥期结束时基本恢复到正常。相对红细胞计数，血红蛋白浓度及血细胞比容更有临床指导意义。为适应红细胞增加、胎儿生长及孕妇各器官生理变化的需要，孕妇容易缺铁，因此妊娠中、晚期时应开始补充铁剂，以避免血红蛋白值过分降低。

2）白细胞：主要为中性粒细胞增多，淋巴细胞略增加，单核细胞和嗜酸性粒细胞几乎无改变。妊娠期白细胞数量较健康妇女升高，此为一种正常现象。白细胞一般从妊娠7~8周开始增加，至妊娠30周达高峰，临产及产褥期显著增加，并可持续至产后2周。

3）血小板：健康孕妇血小板计数仍在正常范围内，也可以轻度降低。妊娠期血液容量不断增加，血液高凝，血小板消耗逐渐增多，尤其是中、晚期，血小板水平随孕期增加有逐渐减少趋势。对妊娠合并血小板减少症的产妇，临床上要注意动态监测血象及凝血功能，若出现皮肤瘀点、瘀斑、鼻出血等临产症状或体征，应警惕是否有神经系统及消化道等重要脏器出血的风险。假若血小板数量严重降低或者短时间内快速减少，应及时警惕是否有妊娠高血压、特发性血小板减少性紫癜等血管微血栓疾病的发生。与血小板计数相比，血小板平均体积测定更具意义。血小板平均体积是血小板活化的标志，是巨核细胞增生、代谢及血小板的骨髓增生状态的参数，同时也标志着血小板的年龄。

4）凝血因子：妊娠期凝血功能处于活跃状态，除凝血因子XI和XII外，其余凝血因子均增加。纤维蛋白原从非孕期的3g/L增至孕晚期的4.5g/L，孕妇血液处于高凝状态。另外，纤维蛋白原的增加还可改变红细胞表面负电荷，使红细胞出现钱串样叠连，故红细胞沉降率加快，为正常的4~5倍。

5.泌尿系统的变化 妊娠期肾脏轻度增大，肾盂及输尿管均有扩张，尤其以右侧输尿管扩张明显。由于孕妇及胎儿代谢产物增多，肾脏负担加重。肾血浆流量及肾小球滤过率在整个妊娠期间维持高水平，肾小球滤过率从孕早期即开始增加，孕中期增加50%，并持续至孕足月。仰卧位时尿量增加，故夜尿量增多。孕中期尿素、尿酸、肌酸、肌酐等代谢产物的排泄增多，由于肾小管对葡萄糖再吸收能力不能相应增加，约50%孕妇饭后可能出现生理性糖尿，应注意与真性糖尿病相鉴别。高孕激素水平使平滑肌张力降低，肾盂及输尿管扩张，易引起肾盂积水甚至急性肾盂肾炎。因子宫或胎头压迫膀胱，可致尿频甚至尿失禁。

6.呼吸系统的变化 妊娠期肺功能会发生许多适应性变化，主要体现为肺容量、肺通气功能、肺顺应性及气道阻力及动脉血气的改变。

7.消化系统的变化

（1）胃肠道　妊娠期受增大的子宫的影响，胃向左上方移位并右旋，盲肠和阑尾亦向外上方移位。因而上述器官发生疾患时，一些体征会有变异，给临床诊断带来困难。孕期常见胃灼热感、饱胀感，易出现便秘，是由于孕激素的影响，胃肠道的蠕动减弱、胃排空时间及肠道运输时间均延长的结果。妊娠期痔疮也很常见，多数是由于便秘及增大的子宫压迫静脉，下肢静脉和盆腔静脉血液回流受阻所致。

（2）肝和胆囊　妊娠期肝脏比起未妊娠期并无明显增大。肝功能基本正常，部分有血浆碱性磷酸酶增加、白蛋白减少、球蛋白轻度增加以及白蛋白与球蛋白值下降。胆囊的功能有明显改变，胆道平滑肌松弛，收缩功能减弱，胆囊排空时间延长，有较多的残余量，使胆汁淤积、黏稠，易形成胆石。

（二）药物在胎盘中的转运

任何存在于母体或胎儿血液中的物质都对胎盘有一定程度的透过，除非这些物质在迁移过程中遭到破坏或转化。但在膜渗透性很低时，物质的透过率很慢，致使药物未能表现出生理活性，其药理作用亦不能发挥。

药物通过胎盘转运的方式有被动转运（包括单纯扩散、易化扩散）、主动转运、特殊转运、胞吞、依赖胎盘屏障的物理性破损等方式通过胎盘进入胎儿体内。

1.扩散作用　包括单纯扩散及易化扩散。扩散作用是分子从高浓度处移向低度处的运动过程，直到膜两侧的分子浓度相等，分子从高浓度处移向低浓度的运动过程中推动力是分子的热运动，属于被动转运。

（1）单纯扩散　是药物通过胎盘的主要方式，这是一种被动的转移。扩散的速度主要受物理、化学因素支配，符合以下公式：

$$扩散率=K×A（Cm-Ct）/X$$

式中，K 为扩散系数；A 为膜交换面积；C_m 为药物在母体血药中的浓度；C_t 为药物在胎儿血液中的浓度；X 为膜厚度。

扩散系数 K 与药物的分子量、空间结构、电离度、脂溶性等因素均有关，分子量 < 500、脂溶性高、非极性、血浆蛋白结合率低的药物易通过胎盘；分子量 > 1000 或离子化程度高的药物不易通过。

（2）易化扩散　扩散方向取决于膜两侧的浓度差。某些物质如葡萄糖，可通过与细胞膜上的特殊载体结合后透过细胞膜，从而加速扩散的速度。易化扩散还可细分为经通道易化扩散和经载体易化扩散两种方式。

2.主动转运　需要酶的参与，并消耗生物能量（如ATP）。在主动转运过程中还常出现由低浓度向高浓度一侧逆向转运的现象，比如水溶性维生素（B_1、B_2、B_{12}、C 及叶酸等），胎儿血中的氨基酸，磷酸盐及铁、锌、碘、钙等矿物质。

3.胞吞作用　指的是母体的血浆小滴可被合体细胞吞食的现象。一些大分子物质如病毒、抗体和蛋白质可能通过胞吞作用被转运。根据入胞物质的物理性状不同，胞吞作用还可分为吞噬（进入细胞的物质为固体）和胞饮（进入细胞的物质为液态）两种不同类型。

4.特殊转运　某些物质转运前需要经过胎盘代谢，转变成能较快转运的物质。如核黄素必须经胎盘转变为黄素腺嘌呤二核苷酸，再裂解为游离的核黄素方可由母体血液循环进入胎儿血液循环，释放到胎儿血液中去。

5.胎盘屏障的物理性破损　胎盘屏障存在于只能容许分子量低于1000Da的物质通过的膜孔。因为胎盘屏障存在缺陷，母体血液循环中可出现胎儿红细胞。因此与红细胞大小相似的物质亦可能通过胎盘屏障的缺陷处，于母体和胎儿间转运。若孕妇患感染性疾病，感染、缺氧常能破坏胎盘屏障，使正常不易透过胎盘的药物变得容易通过。

（三）药物的代谢特点

胎盘含有多种参与代谢的酶系统，具有氧化、还原、水解及结合等作用，对哌替啶、氨苯甲酸等药物具有一定的代谢能力。对比胎盘同肝脏的生物转化能力，胎盘对有机物进行生物转化的能力和容量较肝脏小，原因可能为胎盘中酶的质量及数量都不及肝脏，但胎盘对药物的代谢和解毒功能也能起一定作用，可弥补胎儿肝脏功能的低下。

二、药物在妊娠母体内的药动学特点

药物动力学是研究药物及其代谢物在体内吸收、分布、转化与代谢、排泄过程的一门科学。妊娠期母体发生一系列生理变化，将会对药物动力学的各个过程产生很大影响。

（一）吸收

药物吸收包括药物吸收程度和吸收速率，是指药物自给药部位或体外经过细胞组成的屏障膜进入血液循环的过程。

1.妊娠期胃肠道功能改变可影响药物的吸收　受大量雌激素、孕激素影响，妊娠期胃酸和胃蛋白酶分泌量减少，且胃肠蠕动减慢，使弱酸类药物（如水杨酸钠）吸收减少。药物通过小肠的时间较长，吸收也更完善，故妊娠期妇女对一些弱碱类药物如镇痛、安眠类药物的吸收较非妊娠期妇女增多。但某些药物在肠壁进行代谢（如氯丙嗪），故药物在小肠停留时间越长，进入体循环的药量就越少，其生物活性亦降低。妊娠期妇女临产后，其胃排空时间更为延长，故临产的妊娠期妇女不宜经胃肠道用药。

2.妊娠期肺功能改变可影响药物的吸收　气化状态的物质、水溶液或气体存在于呼吸道时，均能通过单纯扩散经肺泡吸收。肺泡中单纯扩散的扩散率主要取决于肺血流量及肺泡换气的程度。妊娠晚期生理性过度换气，使肺潮气量和肺泡交换量增加，导致吸入性药物吸收加快、增多，如吸入性麻醉气体氟烷、异氟烷和甲氧氟烷等。

3.皮肤和黏膜可影响药物的吸收　妊娠期妇女的皮肤血流显著增加，尤其是手、足处。皮肤科用药较易经皮吸收，如控释贴片、油膏及洗液等。孕期的鼻黏膜易充血，局部开放毛细血管及血流增加，滴鼻药较易吸收，怀孕后阴道黏膜中的血流量亦增多，妊娠期妇女应用阴道栓剂或霜剂，药物的吸收也可加快。

4.硬膜外腔可影响药物的吸收　将哌替啶注入妊娠期妇女的硬膜外腔后其吸收较非妊娠期妇女快，其血药浓度与将药物直接经静脉注入相差无几。妊娠期妇女与非妊娠期妇女之所以存在以上差异，原因在于妊娠期硬膜外腔有更多血管形成。

（二）分布

影响药物在体内分布的因素有血流量、体液的pH、药物与血浆蛋白的结合以及药物与组织的结合等。

妊娠期妇女血容量开始增加，至妊娠晚期增加40%～45%，体液总量平均增加8000ml，细胞外液增加约1500ml，脂肪增加25%，体重平均增长10～20kg，使药物的分布容积明显增大。此外，药物还会经胎盘向胎儿分布。因此，妊娠期妇女血药浓度低于非妊娠期妇女。妊娠期较多蛋白结合部位被内分泌激素等物质所占据，所以妊娠期药物与蛋白结合率降低，游离型药物增多，药效和不良反应增强。当妇女在妊娠晚期的体重较怀孕前增加20kg时，据估算大约积贮脂肪10kg，能使脂溶性药物分布容积明显增大。

（三）代谢

药物代谢的主要器官是肝脏。药物的代谢进程可分为两步：第一步为氧化、还原和水解；第二步为结合。肝脏微粒体的细胞色素P450酶系统是促进药物生物转化的主要酶系统。P450被视为肝脏对药物代谢能力的一种标志。妊娠期肝脏酶系统功能的变化，使肝脏生物转化功能有所下降，容易产生药物蓄积中毒，故妊娠期妇女应用具肝毒性药物时应格外谨慎。

（四）排泄

妊娠期肾血流量增加25%～50%，肾小球滤过率增加50%，使多种药物的消除率相应加快，尤其是主要经肾排出的药物，如注射用硫酸镁、地高辛、碳酸锂等消除加快，血药浓度降低。妊娠期在应用氨苄西林、苯唑西林、红霉素、庆大霉素、卡那霉素、阿米卡星及呋喃妥因等抗菌药物时，为维持有效的抗菌浓度，必须适当增加用量。但在妊娠高血压时，妊娠期妇女肾功能受影响而使药物排泄减少。妊娠晚期仰卧位时肾血流减少，造成肾排泄药物速率减慢，使药物容易在体内蓄积，半衰期延长，所以妊娠期妇女应采用侧卧位以促进药物的排泄。

三、FDA 分级与分类

为了妊娠期的合理用药，许多国家和地区都根据药物对胎儿危害的大小对药物进行了分类，实行了妊娠期用药分级制度。最权威的是美国食品药品管理局（FDA）制定的五级分类，对于各类药物，FDA定时地根据药物临床使用情况进行及时调整并公布，这一分类法对我国妊娠患者用药具有十分重要的参考价值。FDA根据药物对妊娠期间胎儿的危害水平，将药物分为A、B、C、D和X五级，部分药物有两个不同的危险等级，一个是常用剂量等级，另一个是超常剂量等级。

1. A级　在设对照组的药物研究中，在妊娠头3个月的妇女未见到药物对胎儿产生危害的迹象（并且没有在其后6个月具有危害性的证据），该类药物对胎儿的影响甚微。分类A等级的药物极少，维生素属于此类药物，如各种维生素B、C等，但是在正常范围量的维生素A是A类药物，而大剂量的维生素A，每日剂量2万IU，即可致畸，而成为X类药物。

2. B级　在动物繁殖研究中（并未进行孕妇的对照研究），未见到药物对胎儿的不良影响；或在动物繁殖性研究中发现药物有副作用，但这些副作用并未在设对照的、妊娠头3个月的妇女中得到证实（也没有在其后6个月具有危害性的证据）。

分类B等级的药物亦不很多，日常用的抗生素均属此类。如青霉素族及绝大多数的头孢菌素类药物都是B类药物，常用的氨苄西林、头孢拉定、头孢曲松和重症感染时抢救用的头孢他啶等都是B类药。

3. C级　动物研究证明，药物对胎儿有危害性（致畸或胚胎死亡等），或尚无设对照的妊娠妇女研究，或尚未对妊娠妇女及动物进行研究。本类药物只有在权衡对孕妇的益处大于对胎儿的危害之后，方可使用。分类C等级的药物较多。这一类药物或者问世时间不够长，或者较少在孕妇中应用，主要是在早期妊娠对胎儿是否会造成损害尚无报道，故难以有比较确切的结论。对C类药物的使用要谨慎，如果有可以替代的药物则选用替代药物，否则在权衡利弊后，应向患者或患者家属说明选用该药的理由。

4. D级　有明确证据显示，药物对人类胎儿有危害性，但尽管如此，孕妇用药后绝对有益（例如用该药物来挽救孕妇的生命，或治疗用其他较安全的药物对严重疾病无效）。由于已有实验和临床上的证据，对分类属于D类的药物在妊娠期特别是在早期妊娠阶段尽可能不用。

5. X级　对动物和人类的药物研究或人类用药的经验表明，药物对胎儿危害，而且孕妇应用这类药物无益，因此禁用于妊娠或可能怀孕的患者。在常用药物中此类药物并不多，但因致畸率高，或对胎儿危害很大，孕前及孕期禁用。过去常用的性激素已烯雌酚，20世纪50年代初曾被用以治疗先兆流产，结果发现子代的女性在6～26岁间可以发生阴道腺病或阴道透明细胞癌，后果严重，故属X类药。在妊娠前3个月以不用C、D和X级药物为宜，出现紧急情况必须用药时，也应尽量选用确经临床多年验证无致畸作用的A和B级药物。常见的对胎儿危害等级为X级的药物见表7-1。

表7-1　常见对胎儿危害等级为X级的药物

药品类别	药品名称
雄激素及同化激素类	达那唑、羟甲烯龙、司坦唑醇、氟甲睾酮、睾酮、甲睾酮、氧雄龙、比卡鲁胺、诺龙等
雌激素类	雌二醇、雌酮、琥珀雌三醇、己二烯雌酚、己烯雌酚、炔雌醇、氯烯雌醚、美雌醇、硫酸哌嗪雌酮、氯米芬等
孕激素类	异炔诺酮、甲地孕酮、甲羟孕酮、甲炔诺酮、雷洛昔芬、炔诺酮、左炔诺孕酮等

药品类别	药品名称
促性腺激素类	促卵泡素 α 、促卵泡素 B、尿促卵泡素、尿促性素、曲普瑞林、绒促性素、那法瑞林、戈舍瑞林、亮丙瑞林、加尼瑞克、西曲瑞克等
他汀类降脂药	阿托伐他汀、氟伐他汀、洛伐他汀、普伐他汀、瑞舒伐他汀、西立伐他汀纳、辛伐他汀等
镇静催眠药	三唑仑、艾司唑仑、替马西泮、氟西泮等
抗肿瘤药	氟尿嘧啶、甲氨蝶呤、雌莫司汀等
皮肤科用药	异维A酸、阿维A、阿维A酯、他扎罗汀等
妇科用药	缩宫素、麦角新碱、米索前列醇、米非司酮等
其他	乙醇或含乙醇的制剂、碘化钠（如作为祛痰药使用为D级）、碘甘油、利巴韦林、香豆素、华法林、前列地尔、鹅脱氧胆酸、美格司他、沙利度胺、来氟米特、度他雄胺、非那雄胺、麦角胺、双氢麦角胺等

四、妊娠期不同阶段的用药影响

（一）药物对孕体发育毒性的表现

卵子受精后24小时左右开始有丝分裂，很快形成最早的孕体。有些药物对人类的孕体具有发育毒性，主要有以下各种表现。

1.发育生物体死亡 包括受精卵未发育即死亡，或胚泡未着床就死亡，这就是所谓的早早孕丢失或着床前丢失。若着床后发育到某一阶段死亡，则早期死亡可被吸收或自然流产，晚期死亡则成为死胎。

2.结构异常 指胎儿解剖形态、结构异常，即通常所称的畸形。

3.生长改变 一般指生长迟缓（或称生长受限）。

4.功能缺陷 包括生理、生化、免疫、行为、智力等方面的异常。功能缺陷往往要在出生后经过长期观察、仔细检查才能被发现，如听力障碍、视力障碍、生殖功能障碍。

5.出生缺陷 是指婴儿出生前即已形成的发育障碍，包括畸形和功能缺陷。很多关于妊娠期用药的临床病例对照研究中，常对最后的妊娠结局进行比较、分析，其内容涵盖所有的不良结果，如流产、死胎、死产、宫内生长迟缓畸形、新生儿患病和死亡等。

（二）不同发育阶段药物对胚胎的影响

人类孕体的发育可分为胚胎早期、胚胎期、胎儿期三个阶段，药物对胎儿的损害情况，与用药时的胎龄密切相关，不同发展阶段的胎儿对药物的敏感性差较大。

1.胚胎早期（着床前期） 受精后2周内，即末次月经的14~28天。

妊娠第1周，这一阶段的胚胎如受到某些物如抗代谢药、麦角生物碱、己烯雌酚等的影响，可致妊娠终止。受精后2周内，受精卵分裂，胚泡植入完成且形成二胚层，药物对孕体的发育毒性呈现"全"或"无"的影响。"全"是指有害药物全部或部分破坏胚胎细胞致胚胎早期死亡，妊娠中止、流产或被母体吸收。"无"是指有害药物未损害胚胎或损害较少量细胞，由于此时期的细胞在功能上具有潜在多向性，可以补偿或修复被损伤的细胞，因此不出现异常，妊娠继续，此期为药物不易感期。

2.胚胎期（胚胎器官形成期） 受精后14～56天，即停经后28～70天。

在胚胎期，细胞分化迅速，发生一系列的形态变化，胚胎各器官处于发育、形成阶段，细胞开始定向发育，受有害药物影响后，不易通过细胞分化的代偿来修复，极易发生形态上的异常，导致畸形发生，是致畸高度敏感期。此期若受到某些药物，如乙醇、锂、苯妥英钠、异维酸、沙利度胺等的作用，可出现严重的结构畸形。

不同系统和器官的形成和发育不完全同步，器官对药物致畸作用的敏感期有所差异，大多数器官对致畸作用有特殊的敏感期，即所谓的"靶窗"。引起畸形的类型与各器官的发育形成阶段有关，如中枢神经系统于受孕15～25天，心脏于受孕20～40天，四肢于受孕24～46天易受药物影响。由于有些器官是同时发育，故一种具发育毒性的药物可引起多器官的畸形，多种具发育毒性的药物也可引起同一器官的畸形。

3.胎儿期 对于人类而言，器官形成结束后即进入胎儿期，是指妊娠56～58天开始直至分娩。

妊娠3个月后，大部分器官已形成，致畸物对多数器官影响较弱，造成畸形的可能性相对较小，但此时胎儿仍在继续生长发育，对于某些需经较长时间分化、发育完善的器官（如生殖器官、中枢神经系统等），仍能产生影响，导致耳聋、失明、智力低下，甚至死胎。某些药物对中枢神经系统的影响可贯穿整个孕期甚至出生后。近年来，关于药物对胎儿中枢神经系统的损害逐渐被重视。

五、妊娠期用药原则

妊娠期应根据妊娠患者病情需要，权衡利益与风险，必要的时候在医师指导下应用药物。用药时应注意以下问题。

（1）避免忽略用药。

（2）必须有明确指征，权衡利弊，避免不必要的用药。

（3）必须在医生指导下用药，不要擅自使用药物。

（4）能用一种药物则避免联合用药，选择经长期考验疗效较肯定的、有安全记录的药物，避免使用尚难确定对胎儿有无不良影响的新药。

（5）能用小剂量药物，就避免用大剂量药物。

（6）严格掌握适应证、药物剂量和用药持续时间，注意及时停药。

（7）根据孕周大小即胎儿发育时期考虑用药，妊娠早期若病情允许，尽量推迟到妊娠中、晚期再用药。

六、哺乳期用药对新生儿的影响

哺乳期患者使用不同系统药物时可对乳儿造成不同性质的危害，如乳母使用喹诺酮类药物，可影响乳儿软骨发育，导致骨骺过早闭合；吗啡类镇痛药物，对呼吸中枢极为敏感，可引起乳儿呼吸抑制；阿托品、山莨菪碱等，不仅会减少乳母的乳汁分泌，而且会使乳儿出现高热、口干、皮肤干热、潮红、瞳孔散大、躁动不安等症状，甚至引发惊厥。

哺乳期患者禁用药物种类：卡那霉素、四环素、氯霉素、磺胺类药物、甲丙氨酯、细胞抑制剂和免疫抑制剂、金属（砷、锑、汞）、甲氨蝶呤、锂盐、溴隐亭、环磷酰胺、麦角胺、硫脲嘧啶、甲巯咪唑、造影剂、碘及碘化合物、放射活性碘等。

七、哺乳期用药影响因素

（一）药物选择

首先应考虑哺乳期妇女用药的必要性。若目前尚无证据表明用药的利益大于风险，则应尽量避免用药；在症状可耐受时采用对因治疗，避免对症用药；能局部给药，则应避免全身给药。如果必须用药，则应选择相对分子质量大、脂溶性低、半衰期短、乳药/血药比低的药物。如对哺乳期妇女感染的治疗，可选择半衰期短的$\beta-$内酰胺类抗菌药物，避免使用半衰期长的大环内酯类。对于循证医学证据结论较少的药物，临床应尽量避免选择。

（二）服药时间

对必须接受药物治疗的哺乳期妇女，因乳汁中药物浓度随血药浓度波动较大，因此服药时间的选择对哺乳期安全用药非常重要。若其于哺乳后立即用药，则可保证下次哺乳时血药浓度已降至最低。

（三）用药疗程

哺乳是一个长期过程，用药疗程对哺乳期安全用药也至关重要。如果哺乳期妇女必须长期用药，而药物对婴儿有较高风险，则应考虑暂停哺乳。如果仅为短期用药（呼吸道感染等），则应尽可能考虑缩短用药疗程，一旦病因消除，应立即停药。

（四）恢复哺乳时间

根据药物代谢动力学的理论，药物在最后一次给药达峰值的5个半衰期后，血药浓度可降至峰值的3%左右，有此时血浆中仅有微量药物残留，乳药浓度也极其微量，如果哺乳期妇女用药期间停止哺乳，则可在停药5个半衰期后恢复哺乳。

八、哺乳期用药原则

哺乳期用药的基本原则是尽可能减少药物对子代的不良影响。几乎能通过胎盘屏障的药物均能通过乳腺进入乳汁，因此孕期不适宜用的药物，哺乳期及新生儿期也不宜使用。哺乳期用药时，为减少乳汁中的药物浓度，哺乳时间应避免血药浓度高峰期。由于人乳是持续地产生并且在体内不蓄积，因此，哺乳期可服用较为安全的药物，并等到过了药物一个血浆半衰期后再喂奶，如果母体所用药物对乳儿影响较大，则应暂停哺乳。哺乳期用药原则如下。

（1）为了婴儿的健康，哺乳期最好不要用药，特别是哺乳期禁忌和慎用的药物。

（2）平衡利弊后，如需要用药，必须确定用药指征并选择疗效好且对婴幼儿影响小的药物。

（3）用药途径以口服或局部最好，半衰期需短，避免持续释放，从而减少婴儿的药物吸收量。

（4）要注意掌握服药的时间，血中药物浓度降低时乳汁中药物有可能渗透回血浆，最好在哺乳后再服药或服药后立即哺乳，并尽可能推迟下次哺乳时间，最好间隔4小时以上，以避免或减少婴儿通过乳汁获取药物。

（5）在应用剂量大或疗效长的药物时，应同时检测婴儿血药浓度。

（6）若乳母有疾病必须用药，又不能证实该药对婴儿是否安全，可暂停哺乳改用泵吸奶，停药后可继续哺乳。

（7）严格掌握适应证，控制用药剂量，限制用药时间。

任务三　老年人用药指导

增龄导致机体内环境改变，肝肾功能下降，药物在体内的吸收、分布、代谢、排泄及药效发生一系列变化，一些药物的治疗剂量与中毒剂量更加接近，药物的不良反应发生率增高。由于老年人常有多种慢性疾病共存，往往同时服用多种药物，且用药时间长，药物相互作用复杂，容易产生药品不良反应。

一、老年人用药的药效学特点

（一）对大多数药物敏感性增高

中枢神经系统药物敏感性增高，包括镇静催眠药、镇痛药、抗精神病药、抗抑郁药等，特别是在缺氧或发热时更为明显。一些药物易诱发老年人产生中枢神经系统不良反应，如喹诺酮类、碳青霉烯类及利尿剂等，使用时应谨慎。心血管系统与维持水电解质平衡的内环境稳定功能减弱，生理病理因素导致血压调节功能变差，易发生体位性低血压。一些血管扩张剂、α受体阻滞剂、抗抑郁药等更可能会诱发或加重体位性低血压。

（二）少数药物敏感性降低

老年人对β受体激动剂及阻滞剂的敏感性均减弱。老年人对同等剂量的异丙肾上腺素加速心率的反应比青年人弱，对 β 受体阻滞剂普萘洛尔等减缓心率的作用亦钝化。

（三）用药依从性差因而影响药效

老年人用药依从性较差，主要与独居生活、记忆力减退、文化程度相对较低、对药物了解不够、忽视按医嘱服药的重要性等多方面因素有关，药物疗程的长短、服药种类、用药次数及患者的精神状态等因素也会影响依从性。

二、老年人用药的药动学特点

（一）吸收

通过主动转运吸收的药物（如维生素B_1、维生素B_6、维生素B_{12}、维生素C、铁剂、钙剂等）需要酶和糖蛋白等载体参与，老年人这些蛋白的分泌下降，故吸收减弱。老年人服用药物种类较多，合用的药物也会在吸收环节发生相互作用，如质子泵抑制剂会升高pH而抑制亚铁离子的吸收，钙剂与左甲状腺素钠合用导致后者吸收减少。

（二）分布

亲水性药物（如乙醇、对乙酰氨基酚等）血浆药物浓度升高，分布容积减少；而对脂肪组织亲和力较大的亲脂性药物（如地西泮、利多卡因等）分布容积增大，从体内消除缓慢，药物作用更持久。药物蛋白结合率的变化对高蛋白结合率的药物影响较大，白蛋白的降低或合用其他蛋白结合率较高的药物都会使游离华法林浓度增高，增加出血的风险。

（三）代谢

肝血流量减少，功能性肝细胞数量减少，肝微粒体酶系的活性降低，导致了老年人肝脏代谢药物能力下降，药物血浆半衰期延长。

（四）排泄

肾功能随年龄增长而减退，表现为老年人肾小球滤过率降低，肾血流量明显减少，肾小管功能减退。除了生理因素对肾功能的影响外，老年人常见的慢性疾病也会对肾脏造成损伤，如高血压、充血性心力衰竭、糖尿病肾病等。一些主要经肾脏排泄的药物或活性代谢产物易在体内蓄积导致不良反应，如地高辛、别嘌醇、万古霉素、氨基糖苷类等，在使用这些药物时，应根据肌酐清除率调整给药剂量。

三、老年人疾病特点

1.起病隐匿 老年人反应性低下，对冷热、疼痛反应性差，体温调节能力也降低，故自觉症状常较轻微，临床表现往往不典型。如老年人肺炎可无寒战高热，咳嗽轻微，白细胞计数不升高等。由于年龄差别，老年人甲状腺功能亢进未必有同年轻人一样的典型症状。由于老年人感觉减退，急性心肌梗死可无疼痛。泌尿系感染时尿频、尿急、尿痛等膀胱刺激症状不明显。

2.多种疾病同时存在 老年人往往是多种慢性病共存，50%以上的老年人患有3种及以上慢性疾病。

3.病情进展快 老年人各种器官功能减退，机体适应能力下降，一旦发病病情常迅速恶化。

四、老年人用药原则

1.安全有效、无毒副作用选药 考虑所选药物对肝肾、胃肠、血液、心血管、神经等系统有无损害，权衡利弊。

2.因病施治个体化用药 根据不同年龄、体重、疾病等因人而异。

3.先急后缓，先重后轻，少而精选药 用药数量越多，不良反应发生率越高，同一疾病的联合用药种类不要过多，而且尽量选择一药多效的药物。

4.择时服药 如健胃药、抗酸药、胃肠解痉药、利胆药宜在饭前服；抗生素类宜在饭后服。

5.不要重复用药 作用性质相同的药物联用，易增加不良反应；如降糖药格列本脲加消渴丸易引起低血糖。

6.小剂量原则 老年人宜使用最少的药物进行治疗，而且从小剂量开始，逐渐加大剂量以求找到最合适的剂量，尽量避免长期用药，疗程宜短，以防蓄积中毒。一般情况下，60～80岁老年人用成人量的3/4～4/5，80岁则只用1/2，有肝肾功能障碍的老年人用量应更小。

7.疗程适当，及时停药或减量 用药时间过长、超过疗程或剂量过大，都可发生药源性疾病，造成严重后果。当病情好转、治愈后或用药达到疗程时，及时指导老年人，根据医嘱及时减量或停药。

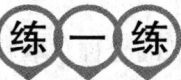

练一练

【实训目的】

能对特殊人群用药给予准确的用药指导（用法用量、作用特点、不良反应、禁忌证、与饮食的关系等）。

【实训材料】

案例若干、药品说明书若干、处方涉及的药品。

【实训步骤】

1.布置任务：以小组为单位分析讨论案例。

（1）查找相关资料了解案例中疾病的病因、症状、体征、常规实验室检查。

（2）各小组根据特定病情准备情景模拟。

（3）各小组分析处方的合理性，若不合理，讨论如何修改。

（4）各小组给予患者用药指导，说出药品名称、用法用量、常见不良反应、注意事项及健康教育，并设计患者可能出现的疑问及如何给予解释。

2.学生准备：通过药品说明书、相关参考资料或手机上网等方式准备模拟情景，查找案例中疾病症状及其药物治疗方案，处方中各药品的用药注意事项、不良反应等。

3.学生执行任务：进行情景模拟，并回答其他同学和老师提出的问题。分析制订案例或处方，说出自己的观点。

4.教师点评：教师根据学生们的分析讨论情况做一个总结，并指出不足之处。

5.老师对每组学生的全程表现进行评分。

💬 思一思

除了老人、小儿、妊娠期和哺乳期的妇女，还有哪些人群也是特殊人群？他们的用药指导应当如何开展？

任务四 特殊剂型的使用

药物在供给临床使用前，制成适合于医疗和预防应用的形式，这种形式称为药物的剂型，简称药剂。同一种药物根据临床需要可制成不同剂型，如阿莫西林有胶囊、片剂、颗粒剂、分散片等，不同剂型有不同的使用特点，同一种药物制剂不同，作用有时也不同。如果患者采用不正确的用法，药物不仅起不到治疗作用，而且会产生不良反应，尤其是特殊剂型的用法。因此，药师在发药时必须详细交代药物剂型、用法用量、注意事项等信息，为患者提供正确、详细的用药指导。

一、缓控释制剂

缓控释制剂是缓释制剂与控释制剂的合称。缓释制剂系指口服药物在规定的释放介质中，按要求缓慢地、非恒速地释放药物，以期达到在体内延长药物作用，减少服用次数，并且能显著增加患者顺应性的剂型。控释制剂系指口服药物在规定的释放介质中，按要求缓慢地、恒速或接近恒速释放药物，以保证较长时间体内药物的治疗浓度恒定，可避免"峰谷现象"。缓释制剂与控释制剂的最主要区别是药物释放过程，控释制剂药物的释放速度是恒速或接近恒速释放，而缓释制剂虽然药物释放缓慢，但是其释放速度不是恒定的。与相应的普通制剂相比，这两种制剂给药频率有所减少，能显著增加患者的依从性。根据包衣材料及释放原理不同，可将缓控释制剂分为骨架型、渗透泵型、膜控型等。

1.优点

（1）能使血药浓度平稳，避免"峰谷现象"，有利于降低药物的毒副作用，特别是对于治疗窗窄的药物，可保证其安全性及有效性。

（2）对半衰期短或需频繁给药的药物，可以减少给药次数，提高患者的顺应性，使用方便。同时，随着给药频率的降低，患者漏药的现象很少发生，同时也方便了患者的白天和夜间用药。

（3）可减少用药的总剂量，因此可用最小剂量达到最大药效。

（4）在一定程度上避免了普通药物制剂血药浓度处于"波谷"时的药效不足现象，且与普通制剂相比，药物缓释制剂在吸收部位滞留的时间较长，吸收较为完全，因此具有较高的生物利用度，从而起到增加药物疗效的作用。

（5）缓控释制剂可降低药物溶出过快所造成的对胃肠道的刺激。

2.缺点

（1）在临床应用中对剂量调节的灵活性降低，如果遇到某种特殊情况，往往不能立刻停止治疗。

（2）缓释制剂往往是基于健康人群的平均动力学参数而设计，当药物在疾病状态的体内动力学特性有所改变时，不能灵活调节给药方案。

（3）制备缓释控释制剂所涉及的设备和工艺费用较常规制剂昂贵。

（4）制备工艺稍有不慎，药物的释放速度就难以符合设计要求，甚至出现药物的突释现象，产生毒性反应。

（5）缓控释制剂的释药速率相对较慢，因此药物起效也相对较慢。

3.使用方法　控释制剂必须整片（粒）吞服，分剂量服用的可从外面的割痕处分开，而保证半片的完整性。

4.注意事项

（1）所有的口服缓控释制剂，除说明书有特别标明可从划痕处掰开后服用外，均要求患者不能掰开、压碎或咀嚼，以免破坏剂型，失去其缓释作用，造成药物突然释放后药效过强或发生严重毒副作用。

（2）缓控释制剂的服用间隔时间一般为12小时或24小时，为维持有效血药浓度，应注意不要漏服或随意增加剂量。

（3）有的缓控释制剂服用后，其制剂结构在人体内不被破坏，这些药物可能以原形随粪便排出，被称为"整吃整排"，对此不必感到恐慌。

（4）缓控释制剂一般起效缓慢，不适合于抢救患者或突击给药。在症状得到缓解后为了减少服药次数，可以转换成缓释片。但需注意与普通制剂之间转换时用药剂量的调整。

（5）注意进食对缓控释制剂的影响，服药前需详细阅读缓控释制剂的药品说明书，明确服用时间。

（6）服药前一定要看说明书或请示医师，能分辨出缓控释制剂，若未标明"缓释"或"控释"字样，外文药名中带有"SR""ER"时，则属于缓释剂型。

（7）缓控释制剂的阻释剂采用高分子聚合物，为避免受温、湿度影响，应置阴凉干燥处，从铝塑板中剥出后应立即服用。

二、泡腾片

泡腾片是以适宜的酸和碱为崩解剂制成的一种片剂。泡腾片入水后会产生大量二氧化碳气体从而迅速溶解，具有起效迅速、携带和使用方便、生物利用度高等优点，兼具固体制剂和液体制剂的特点。目前临床上常用的泡腾片主要有口服泡腾片和外用泡腾片（口腔泡腾片和阴道泡腾片）。

1.优点

（1）剂型新颖，使用方便。

（2）供口服的泡腾片口感好，患者依从性好，特别适用于儿童、老年人以及吞服固体制剂困难的患者。

（3）崩解时间短（1~5分钟内崩解），起效快，生物利用度高。

（4）偏酸性，可增加部分药物稳定性和溶解性。

（5）胃肠道反应小，安全性高。

（6）崩解产生的大量泡沫增加了药物与病变部位的直接接触，可以更好地发挥疗效，所以泡腾片还用于口腔疾病、阴道疾病等的防治用药。

（7）体积小，便于携带、运输和贮存。

2.缺点

（1）生产工艺复杂，难度大。

（2）成本高。

（3）包装要求严格，防吸潮。

（4）溶解后才能服用，不能直接吞服。

3.使用方法

（1）口服泡腾片的服用方法　取半杯凉开水或温开水（100~150ml），将一次用量的药片投入杯子中，等气泡完全消失、药物全部溶化后，再摇匀服下。

（2）阴道泡腾片的使用方法　阴道给药。清洗干净外阴、阴道及双手后平躺，将两侧的大腿屈曲、外展，露出外阴及阴道口。戴上无菌指套或者手套，取出要使用的泡腾片，用戴上指套的手指送入阴道深处。为了防止药物流出，最好是在晚上临睡前给药。

（3）口腔泡腾片的使用方法　直接含漱或取半杯凉开水或温开水（100~150ml），将一次用量的药片投入杯子中，等气泡完全消失、药物全部溶解后漱口。

4.注意事项

（1）口服泡腾片不宜用茶水或饮料泡服，因为茶水中含有的茶碱，饮料中含有的苯甲酸钠等成分会与泡腾片的崩解剂起化学反应，而产生苯等有害物质。

（2）儿童需要在家长看护下服用。

（3）使用口服泡腾片时水温不宜过高，40℃左右即可，特别是维C泡腾片，水温过高会严重影响药效。

（4）口服泡腾片严禁直接服用或口含。

（5）口服泡腾片中含钠较多，长时间大量服用会增大患心脑血管疾病的风险。因此，有心血管疾病的患者应该减少服用或服用前咨询医师或药师。

（6）口服泡腾片药液中有不溶物、沉淀、絮状物时不宜使用。

（7）口服泡腾片的气泡是有机酸和碳酸（氢）盐遇水发生化学反应产生的，建议服药后漱口。特别是酸性的维生素C泡腾片，以减少酸性物质对牙齿的刺激，避免牙齿受损。

（8）口服和外用泡腾片应分开存放。尤其是外用消毒片等非药品，不要放入家庭药箱和药品混在一起，特别要注意防止儿童误食泡腾片。

（9）建议使用阴道泡腾片前排尿，放入阴道泡腾片以后，要注意平躺半小时后才可起身。

三、咀嚼片

咀嚼片是一类可在口腔内嚼碎后咽下的片剂，大小一般与普通片剂相同，可根据需要制成不同形状的异形片。常用于维生素类、解热类和治疗消化系统疾病的氢氧化铝、硫糖铝、三硅酸镁等制剂。

1.优点

（1）咀嚼片经嚼碎后表面积增大，促进药物在体内的溶解和吸收，服用方便，硬度比普通片小，口感好。

（2）难崩解的药物，制成咀嚼片可加速其崩解，提高药效。

（3）咀嚼片服用方便，不受时间、地点的限制，即使在缺水的条件下也可以按时用药，特别适用于儿童、吞咽困难或胃肠功能较差的患者，可减少药物对胃肠道的负担。

（4）对于儿童、老人以及吞咽困难的患者，普通片剂往往服用困难，长期服药甚至会使其产生心理上的拒药现象，咀嚼片则可弥补这种不足。

（5）咀嚼片有各种各样的颜色和形状，且具有良好的口味，使儿童不再惧怕服药，顺应性良好。

（6）有些味苦片剂为掩盖苦味而包糖衣，过程复杂，成品率低，制成咀嚼片后，省去了包衣过程，缩短了生产周期。

2.缺点

（1）药物的浓度不如吞咽型片剂。

（2）制剂中可能缺少一些重要成分。

（3）为掩盖味道需要添加甜味剂，不适合糖尿病患者。

3.使用方法　经咀嚼后咽下，不能整片吞服，可以碾碎药片以方便咀嚼。

4.注意事项

（1）使用时在口腔内咀嚼的时间宜长一点，一般可咀嚼5~6分钟。如氢氧化铝片因其含有的黏性物质较多，如不嚼碎易在胃内形成黏性团块，影响药物的作用。

（2）咀嚼后可用少量温开水送服。

（3）用于中和胃酸时，宜在餐后1～2小时服用。

四、气雾剂

气雾剂是指将药物与适宜的抛射剂装于具有特制阀门系统的耐压密闭容器中制成的澄明液体、混悬液或乳浊液，使用时借抛射剂的压力将内容物呈雾粒或其他形态喷出，吸入呼吸道深部、皮肤或腔道等体表发挥局部作用或全身作用的一类给药制剂。气雾剂按医疗用途可分为三类：①呼吸道吸入用气雾剂：药物与抛射剂呈雾状喷出时随呼吸吸入肺部的制剂，可发挥局部或全身治疗作用。②皮肤与黏膜用气雾剂：皮肤用气雾剂主要起保护创面、清洁消毒、局部麻醉及止血等作用，以局部治疗为主。腔道黏膜用气雾剂主要作用部位如口腔、鼻腔、阴道等，主要用于治疗各种炎症，如鼻炎、口腔炎、咽喉炎等，起局部或全身作用。③空间消毒用气雾剂。主要用于杀虫、驱蚊及室内空气消毒、空气清新剂等。

1.优点

（1）使用方便，喷出的雾粒微小，能直达作用部位或吸收部位，且分布均匀，具有速效和定位作用。

（2）由于药物在容器内清洁无菌，且容器不透光、不透水，所以能增加药物的稳定性，减少了污染与变质的可能。

（3）不经过胃肠道系统，可以完全避免胃肠道的破坏作用和肝脏的首过效应，提高药物的生物利用度。

（4）减少局部涂药的疼痛（如烧伤和敏感皮肤病患者）与感染。

（5）由于气雾剂中的药物是以雾状喷出的，所以可减少对创面的刺激性。

（6）定量阀门控制剂量比较准确，并可以单剂量或多剂量给药。

2.缺点

（1）气雾剂借抛射剂的蒸气压的压强而工作，可因抛射剂的渗漏而失效。

（2）气雾剂具有一定的内压，遇热或受撞击后易爆炸，所以气雾剂一般要远离热源，减少碰撞。

（3）气雾剂需要耐压容器、阀门系统和特殊的生产设备，制备操作较麻烦，且生产成本高。

（4）抛射剂有高度挥发性因而具有致冷效应，多次使用于受伤皮肤上可引起不适与刺激。

（5）氟氯烷烃类抛射剂在动物或人体内达一定浓度都可致敏心脏，造成心律失常。

（6）作为主要用途的吸入气雾剂，因肺部吸收干扰因素较多，往往吸收不完全。

3.使用方法

（1）尽量将痰液咳出，口腔内的食物咽下。

（2）移去套口的盖，使用前轻摇贮药罐使之混匀。

（3）头略后仰并缓慢地呼气，尽可能呼出肺内空气。

（4）将吸入器吸口紧紧含在口中，并屏住呼吸，以示指和拇指紧按吸入器使药物释出，并同时做与喷药同步的缓慢深吸气，最好大于5秒钟（有的装置带笛声，没有听到笛声则表示未将药物吸入）。

（5）尽量屏住呼吸5~10秒钟，使药物充分分布到下气道，以达到良好的治疗效果。

（6）将盖子套回喷口上。

（7）用清水漱口，去除上咽部残留的药物。

4.注意事项

（1）使用时不能损坏阀门。

（2）应避免阳光直接照射及40℃以上高温。

（3）避免撞击。

（4）定期（至少一周一次）用温水清洗气雾剂塑料壳，完全干燥后再将气雾剂铝瓶放入。

（5）吸气的同时按压瓶底。

（6）吸药后应屏息10秒钟。

（7）使用含激素类药物的气雾剂后需漱口。

五、栓剂

栓剂是专供腔道给药的一种固体制剂。依据施用腔道的不同，分为直肠栓、阴道栓和尿道栓（图7-1）。用于阴道的栓剂主要起局部作用。直肠栓不仅可用于治疗痔疮等局部性疾病，还可用于治疗全身性疾病，比如发热、哮喘、关节炎等。

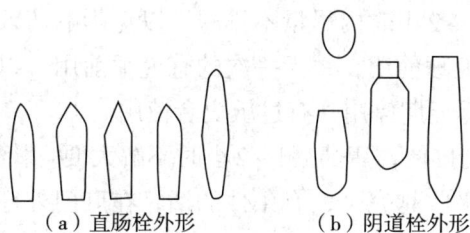

（a）直肠栓外形　　　　（b）阴道栓外形

图7-1 栓剂的形状

1.优点

（1）栓剂不仅在腔道起润滑、抗菌、消炎、杀虫、收敛、止痛、止痒等局部治疗作用，而且可经腔道吸收产生全身治疗作用。

（2）药物不受胃肠道pH或酶的破坏，可避免药物对胃肠道的刺激。

（3）药物直肠吸收，大部分不受肝脏首过作用的破坏。

（4）直肠药物吸收比口服干扰因素少。

（5）适用于不能或不愿口服给药的患者，如不能或者不愿吞服片、丸及胶囊的患者，尤其是婴儿和儿童；伴严重恶心或呕吐的患者；无意识患者。

2．缺点

（1）使用不如口服方便、易于接受。

（2）不适合患有腹泻的患者。

（3）栓剂生产成本比片剂、胶囊剂高，生产效率低。

3．使用方法

（1）阴道栓

1）洗净双手及会阴，除去栓剂外封。

2）患者仰卧床上，双膝屈起并分开。

3）可利用置入器或戴手套，缓缓地将栓剂送入阴道，抽出器械。

4）患者合拢双腿，保持仰卧姿势约20分钟后方可起身。

（2）直肠栓

1）剥去栓剂外裹的铝箔或聚乙烯膜，在栓剂的顶端蘸少许液体石蜡、凡士林、植物油或润滑油。

2）塞入时患者取侧卧位，小腿伸直，大腿向前屈曲，贴着腹部；儿童可趴在大人的腿上。

3）放松肛门，把栓的尖端向肛门插入，并用手指缓缓推进，深度距幼儿肛门口约2cm，成人约3cm，合拢双腿并保持侧卧姿势15分钟，以防栓被压出。

4．注意事项

（1）栓剂基质的硬度易受气候的影响而改变，天气炎热栓剂最好放在冰箱里；如栓剂太软，则应将其带着外包装放在冰箱的冷冻室或冰水中冷却片刻，使其变硬，然后除去外封物，放在手中捂暖以消除尖状外缘。

（2）阴道栓在给药后1~2小时内尽量不排尿，以免影响药效；为延长在阴道的保留时间，每天两次的可午睡和晚睡前用，每天一次的宜晚睡前用，以便药物充分吸收，并可防止药栓遇热溶解后外流；月经期停用，有过敏史者慎用。

（3）直肠栓在用药前先排便，用药后1~2小时不解大便（刺激性泻药除外），因为栓剂在直肠的停留时间越长，吸收越完全；有条件的话，在肛门外塞一点脱脂棉或纸巾，以防基质融化漏出而污染。

（4）注意直肠栓的用药部位，当栓剂塞入直肠距肛门2~3cm时，药物不经肝门静脉，直接吸收率近50%~75%，而塞入直肠距离肛门口约6cm时，则大部分药物会被肝脏代谢，吸收率只有20%~40%。因此栓剂用药时不宜塞得太深，置于距肛门2~3cm处效果最好。

六、滴眼剂

滴眼剂系指由药物与适宜辅料制成的无菌水性或油性澄明溶液、混悬液或乳状液，供滴入的眼用液体制剂。也可将药物以粉末、颗粒、块状或片状形式包装，另备溶剂，在临用前配成澄明溶液或混悬液。

1.优点

（1）与注射相比，眼部给药更方便、简单、经济，患者易于接受。

（2）经眼部吸收的药物可避免肝的首过效应。

（3）眼部组织与其他组织相比，对于免疫反应不敏感，适用于蛋白质、肽类，这些药物往往口服吸收不明显。

2.缺点

（1）如果药物有刺激，不仅会流泪，还会稀释药物。

（2）药物剂量损失：正常眼部仅有7μl容量，若不眨眼，可容纳30μl，而一滴眼药的容积为50～75μl，因此每次滴入的药液约有75%损失，如若眨眼则使90%滴眼剂丢失。

（3）药物在眼部停留时间短，时间太长又会对眼部造成阻碍。

3使用方法 如图7-2所示。

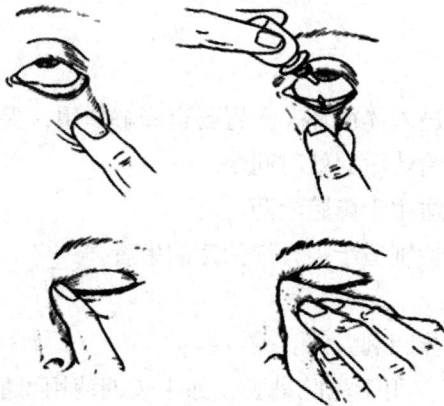

图7-2 滴眼液的使用方法

（1）清洁双手，将头部后仰，眼向上望，用示指轻轻将下眼睑拉开成一钩袋状。

（2）将药液从眼角侧滴入眼袋内，一次滴1～2滴。滴药时应距眼睑2～3cm，勿使滴管口触及眼睑或毛，以免污染。

（3）滴后轻轻闭眼1～2分钟，用药棉或纸巾擦拭流溢在眼外的药液，用手指轻轻按压眼内眦，以防药液分流降低眼内局部药物浓度，药液经鼻泪管流入口腔而引起不适。

4.注意事项

（1）滴眼剂不宜多次打开使用，连续应用1个月不应再用，如药出现浑浊或变色时，切勿再用。

（2）滴眼液瓶口请勿直接接触眼睛或碰触睫毛，以免擦伤眼睛或感染；勿与他人共用眼药，以免交叉感染。

（3）一般先滴右眼、后滴左眼，以免用错药；如左眼病情较轻，应先左后右，以免交叉感染。角膜有溃疡或眼部有外伤、眼球手术后，滴药后不可压迫眼球也不可拉高上眼睑，最好使用一次性滴眼剂。

（4）如眼内分泌物过多，应先清理分泌物，再滴入或涂敷，否则会影响疗效。若同时使用2种药液宜间隔10分钟，先用刺激性小的眼药，后用刺激性大的眼药。

（5）若使用阿托品、毒扁豆碱、毛果芸香碱等有毒性的药液，滴后应用棉球压迫泪囊区2～3分钟，以免药液经泪道流入泪囊和鼻腔，经黏膜吸收后引起中毒反应，对儿童用药时尤应注意。

（6）白天宜用滴眼剂滴眼，反复多次，临睡前用药膏剂涂敷，这样黏附眼球壁时间长，利于保持夜间的局部药物浓度。

七、喷鼻剂

喷鼻剂是专供鼻腔使用的气雾剂，使用时按压阀门，药液以雾状喷射出来。喷鼻剂可发挥局部或全身治疗或预防作用。鼻腔黏膜中小动脉、小静脉和毛细淋巴管分布丰富，鼻腔黏膜穿透性较高而酶相对较少，对蛋白质类药物分解作用低于胃肠黏膜，有利于药物吸收而增加人体利用度。

1.优点

（1）药物吸收后直接进入体循环，无胃肠道降解作用，无肝脏首过效应。

（2）药物吸收迅速，给药后起效时间快。

（3）小分子药物尤其适用于鼻腔给药。

（4）患者顺应性好，特别适于需长期治疗的患者。

2.缺点

（1）部分药物会产生鼻腔刺激感。

（2）鼻腔喷剂会直接作用于鼻腔黏膜，如果长期使用可能会引起鼻黏膜出现糜烂、萎缩、出血等鼻黏膜的损伤现象。

（3）可能会导致患者的嗅觉能力减退。

3.使用方法

（1）摇匀药液，打开瓶盖。

（2）清洁鼻腔，喷鼻前先呼气。

（3）头部稍向前倾斜，保持坐位。

（4）用力振摇气雾剂并将尖端塞入一个鼻孔，同时用手堵住另一个鼻孔并闭上嘴，挤压气雾剂的阀门喷药，一次喷入1～2揿，儿童1揿，3～4次/日，或参阅说明书的剂量，同时慢慢地用鼻部吸气。

（5）喷药后将头尽力向前倾，置于两膝之间，10秒后坐直，避免药液流入咽部，用嘴呼吸。

（6）更换另一个鼻孔重复前一过程，用毕可用凉开水冲洗喷头，擦干，盖上瓶盖。

4.注意事项

（1）不要多人混合使用同一滴鼻剂或鼻喷剂，防止交叉感染。

（2）喷嘴略朝外侧眼角方向，尽量远离鼻中隔，避免因接触鼻黏膜而对剩余药液造成污染。

（3）鼻喷剂使用一周或更长时间后，喷头可能会堵塞，应按下述方法清洁装置，一般每隔1周左右清洁喷头一次：打开瓶盖，将喷头浸泡在温水中数分钟，有的鼻喷剂可以将喷头取下，直接放在温水中浸泡，然后用水冲洗，擦干，再将喷头装回到瓶子上。千万不要用针头或尖锐物品捅戳喷嘴，以防损坏。

（4）喷完15分钟内避免擤鼻子。

（5）不要使用过量或超过医师指定的次数，以免增加副作用的发生概率。

（6）缩血管药暂时通畅鼻腔，不久鼻堵又会出现，连续应用不超过1周，可休息1周后再用，否则易损伤黏膜和导致药物性鼻炎。

（7）几种药物同时给药，间隔不少于3分钟，以免疗效降低或产生不良反应，先用缩血管药，擤干鼻涕，再用消炎药物。

（8）婴幼儿尽量不鼻内给药，以免刺激娇嫩的鼻黏膜；儿童用较低浓度的药物；高血压者慎用肾上腺素类等缩血管药，以免血压上升。

（9）鼻外伤致鼻出血时不要随便鼻内给药，部分患者会颅内感染，导致严重并发症。

（10）冬季给药药液不宜过冷，以免刺激引起眩晕、恶心、呕吐等不良反应。

八、含漱剂

含漱剂系指含在嘴里或漱口，用于治疗咽喉、口腔疾病的液体制剂。起清洗、去臭、防腐、收敛和消炎的作用。

1.优点

（1）局部给药浓度高。

（2）起效迅速。

（3）避免周身毒副反应。

（4）使用方便。

2.缺点

（1）可能会导致口腔黏膜浅表脱屑。

（2）长期使用能使口腔黏膜表面与牙齿着色，味觉改变。

3.使用方法　"鼓漱"，即将漱口水含在嘴里，含漱时至少在口腔内停留2~5分钟，闭紧嘴唇，后牙咬紧，利用唇颊部（腮帮子）一鼓一嗫的肌肉运动，使漱口水通过牙缝，充分冲刷口腔。

4.注意事项

（1）含漱剂中的成分多为消毒防腐药，含漱时不宜咽下或吞下。

（2）对幼儿、恶心、呕吐者暂时不宜含漱。

（3）高浓度药物要按说明书的要求稀释浓溶液。

（4）含漱后不宜马上饮水和进食，以保持口腔内药物浓度。

（5）含漱不能代替刷牙。

九、透皮贴剂

透皮贴剂系指可粘贴在皮肤上，用于完整皮肤表面，能将药物透过皮肤输送进血液，产生局部性或全身性作用的一种薄膜状制剂。

1.优点

（1）可以避免口服给药可能发生的肝脏首过效应及胃肠灭活，无胃肠道刺激，不受胃排空速率等影响，生物利用度高。

（2）使用方便，无疼痛，可通过改变给药面积调节给药剂量，减少个体间差异，且患者可以自主用药，也可以随时撤销或中断治疗。

（3）给药剂量准确，吸收面积固定，血药浓度稳定。

（4）无松香等增黏剂对皮肤刺激性小。

（5）延长作用时间，减少用药次数。

（6）皮肤所含蛋白水解酶较少，药物所处环境稳定，皮肤层兼具药物储库作用，可以避免出现药物浓度明显的"峰谷现象"。

2.缺点

（1）贴剂中药物释放程度无法获悉，可能存在药物的浪费。

（2）不适于有刺激性的药物、大分子药物和极性太大的药物。

（3）载药量低，吸收率低，残留量大，只适于高活性的小剂量药物。

（4）工艺复杂，同一技术线很难实现多种产品的研发或生产，费用较高。

（5）载体材料对皮肤有刺激性，可能诱发过敏或皮肤损坏。

（6）不同部位、不同个体皮肤厚度差异大，药物吸收程度受到不同程度影响。

（7）揭开贴剂可能会因撕扯造成疼痛。

3.使用方法

（1）用前将所要贴敷部位的皮肤清洗干净，并稍稍晾干。

（2）从包装内取出贴片，揭去附着的薄膜，但不要触及含药部位。

（3）贴于皮肤上，轻轻按压使之边缘与皮肤贴紧。

4.注意事项

（1）贴前选择适宜的用药部位，应选择无毛发或刮净毛发的皮肤；尽量避开皱褶处、四肢下端或紧身衣物覆盖处的皮肤；选择不进行剧烈运动的部位贴敷，如胸部、上肢等；皮肤有破损、溃烂、渗出、红肿的部位不要贴敷。

（2）清洗贴用部位时，不能使用肥皂、油剂、洗剂或其他可能会刺激皮肤或改变皮肤性状的用品。

（3）发挥全身作用的贴片不一定贴在患病的部位，如硝酸甘油膜不应贴在前胸，而应该贴在四肢的内侧，该部位皮肤薄、吸收好且不易脱落。

（4）透皮贴禁用于对所含药物及黏附剂过敏的患者。

（5）按医嘱或说明书的要求，透皮贴需更换粘贴部位，几天后才可在相同的部位重复贴用。

（6）不同的贴片敷贴后维持药效的时间不同，应按照医嘱或药品说明书定期更换。

十、洗剂

洗剂系指药材经适宜的方法提取制成的，供皮肤或腔道涂抹或清洗用的液体制剂，多以水和乙醇为分散介质。

1.优点

（1）洗剂可为溶液型、混悬型以及它们的混合型液体制剂，其中混悬剂居多。混悬型洗剂中常加入甘油和助悬剂，当分散剂蒸发后可形成保护膜，保护皮肤免受刺激，如炉甘石洗液。

（2）当涂抹在皮肤上时，洗剂的水分会蒸发。蒸发所需的热量来自身体，在涂抹部位产生冷却效果，可以提供舒缓的效果。

2.缺点

（1）可能对皮肤有刺激性，引起局部疼痛或烧灼感。

（2）粉末成分可能会结成团，在水分蒸发后变得黏腻，带来不适感。

（3）可能会给皮肤着色粉红色，因此可能不适合白天使用，尤其是在暴露的皮肤上。

（4）只产生表面局部效果，不能发挥吸收作用。

3.使用方法 使用前，轻轻振荡、摇匀后，再涂抹在皮肤上。

4.注意事项

（1）清洗无破损皮肤或腔道，有破溃的皮肤不可使用。

（2）外用制剂，不得口服。

（3）有褶皱的皮肤，如脖子、腋窝、腘窝、会阴等部位，不建议使用。

（4）对其中成分过敏的，不可使用

（5）涂抹后不要立即清洗掉，可以在用药2小时后再洗去表面的粉末。

（6）洗剂静置一段时间后可能会有分层，底下有沉淀物，使用前要先摇匀。

十一、搽剂

搽剂系指药材用乙醇、油或其他适宜溶剂制成的，供无破损患处揉擦用的液体制剂，其中以油为溶剂的又称油剂。

1.优点

（1）搽剂有镇痛、收敛、消炎、杀菌、抗刺激等作用。

（2）起镇痛、抗刺激作用的搽剂，多用乙醇为分散剂，使用时用力揉搽，可增加药物的渗透性。

（3）起保护作用的搽剂多用油、液体石蜡为分散剂，搽用时有润滑作用，无刺激性。

（4）搽剂也可涂于辅料然后贴于患处，但不能用于破损皮肤。

2.缺点

（1）可能会出现局部烧灼感、刺痛、干燥或发红等皮肤刺激症状。

（2）可能会污染衣服。

3.使用方法

（1）使用前振摇使混匀。

（2）清洁涂抹部位并用干净的毛巾或纱布轻轻擦干，使搽剂更好地吸收，从而提高治疗效果。

（3）使用时可以将药物挤到盖子上，然后用棉签或者纱布蘸取一定药量，将适量的搽剂涂抹在给药部位。

4.注意涂抹方法　涂抹时可以采用轻柔的按摩方式，将药物均匀涂抹在受感染部位上。同时，避免用力过度或划伤皮肤，否则会对皮肤产生不良影响。

5.注意事项

（1）乳状液和混悬液的搽剂，在使用前应摇匀，以确保给药剂量的准确性。

（2）搽剂只能用于无破损皮肤，不可口服或经其他途径给药。

（3）搽剂为外用药，应将药品放在幼儿不能接触到的地方，以免误服。

（4）用药部位若有红肿、瘙痒、丘疹等过敏表现，应立即停止用药。

（5）一般情况下，搽剂应避光密封贮存，具体要求查看药品说明书。

十二、软膏剂、乳膏剂

软膏剂系指原料药物与油脂性或水溶性基质混合制成的均匀的半固体外用制剂。乳膏剂系指原料药物溶解或分散于乳状液型基质中形成的均匀半固体制剂。软膏剂、乳膏剂多用于慢性皮肤病，具有保护创面、润滑皮肤和局部治疗作用；软膏中药物透皮吸收，也可产生全身治疗作用。

1.优点

（1）油脂性基质

1）润滑性好，无刺激性，涂于皮肤上能形成封闭性油膜，促进皮肤水合作用。

2）皮肤保护、软化作用强，不易长菌。

3）较稳定，可与多种药物配伍。

（2）水溶性基质

1）涂展性好，无油腻性，易洗除。

2）释放药物及皮肤穿透性能好。

3）易霉败，水分易蒸发，需加入保湿剂与防腐剂。

4）常作为防油保护性软膏的基质。

5）对皮肤润滑、软化作用差。

6）多用于湿润、糜烂创面，有利于分泌物的排出，常用于腔道黏膜。

（3）乳剂型基质

1）涂布容易，稠度适中。

2）对油、水均有一定的亲和力，易与创面渗出液或皮肤分泌物混合。

3）释放药物及皮肤穿透性能好，不适用于有多量渗出液和糜烂面的皮肤。

4）O/W型基质含水量大，易洗除，需加入保湿剂与防腐剂。

5）W/O型油腻性较小，润滑作用和稳定性比O/W型好。

6）一般适用于亚急性、慢性、无渗出液的皮损和皮肤瘙痒症，禁用于糜烂、溃疡、水疱和脓疱症。

2.缺点

（1）油脂性基质

1）油腻性及疏水性较大。

2）药物释放较差。

3）不易与水性液混合。

4）用水也不易洗除。

5）不宜用于急性炎性渗出较多的创面。

（2）水溶性基质

1）润滑作用较差。

2）易失水、发霉，故需加保湿剂与防腐剂。

（3）乳剂型基质

1）若患处分泌物太多，分泌物会反向吸收进入皮肤而使炎症恶化。

2）遇水不稳定的药物不宜制成乳剂型软膏。

3.使用方法 清洗皮肤，搽干，按说明涂药，涂药后轻轻按摩给药部位，使药物进入皮肤，直到药膏或乳剂消失，睡前使用更佳。

4.注意事项

（1）涂敷前将皮肤清洗干净。

（2）对有破损、溃烂、渗出的部位一般不要涂敷。如急性湿疹，在渗出期采用湿敷方法可收到显著的疗效，若用软膏反而可使炎症加剧、渗出增加。对急性无渗出性糜烂则宜用粉剂或软膏剂。

（3）涂布部位若有烧灼或瘙痒、发红、肿胀、出疹等反应，应立即停药，并将局部药物洗净。

（4）部分药物，如尿素，涂后采用封包（用塑料膜、胶布包裹皮肤）可显著地提高角质层的含水量，封包条件下的角质层含水量可由15%增至50%，增加药物的吸收，亦可提高疗效。

（5）涂敷后轻轻按摩可提高疗效。

（6）不宜涂敷于口腔、眼结膜。

（7）第一次用时应谨慎使用，首先在小面积涂抹一点药物，观察药膏对皮肤反应如何，防止药物大面积使用时会产生的一些过敏反应，如红肿、全身瘙痒等。

练一练

【实训目的】

能针对不同剂型指导用药。

【实训材料】

1.特殊剂型药物、处方。

2.布置模拟药房的药学服务咨询场景。

【实训步骤】

1.将学生随机分为4人一组，每组发放2张处方，开展情景模拟，药师角色对患者进行特殊剂型用药指导。

2.布置任务：以小组为单位分析讨论案例。

（1）查找相关资料了解案例中疾病的诊断、患者特点、药物特点。

（2）各小组根据特定病情准备情景模拟。

（3）各小组给予患者特殊剂型用药指导，说出药品名称、用法用量、常见不良反应、注意事项及健康教育，并设计患者可能出现的疑问及如何给予解释。

2.学生准备：通过药品说明书、相关参考资料或手机上网等方式准备模拟情景，查找剂型的使用方法及要点，处方中各药品的用药注意事项、不良反应等。

3.学生执行任务：进行情景模拟，并回答其他同学和老师提出的问题。

4.教师点评：教师根据学生们的分析讨论情况做一个总结，并指出不足之处。

5.老师对每组学生的全程表现进行评分。

思一思

资料1：王先生因低钾血症服用枸橼酸钾口服溶液，复诊时医师给王先生开处了氯化钾缓释片，并告知每12小时口服2片。回家后，王先生考虑自己曾服用的枸橼酸钾口服溶液每日需3次，认为氯化钾缓释片也应每日服3次，于是自己调整了用药次数，每日3次，每次2片，2周后再次复诊，血钾超过正常上限。医师仔细询问才得知王先生自行调整用药方案，因服药次数超过了医嘱定量导致了高钾血症。如何对王先生进行用药指导？

资料2：78岁的张女士因高血压长期口服硝苯地平缓释片（10mg/片），每日2次，每次1片，血压控制良好。但近两天因气温骤降，张女士感觉血压明显升高，晚7点自查血压达170/110mmHg，考虑加服1片药，但着急缓释药物起效慢，自行将硝苯地平缓释片碾碎后吞服，8点自测血压降至140/90mmHg。9点钟，张女士发现血压又升至160/100mmHg，担心血压没控制住，又碾碎1片硝苯地平缓释片吞服。在第2次服药后30分钟，张女士出现头晕恶心、心悸胸闷，继而意识模糊，被家人送往急诊抢救，才得知是由于短时间内连续服用了碾碎的硝苯地平缓释片，破碎的剂型使较大剂量的硝苯地平突然释放，诱发了心源性休克。如何对张女士进行用药指导？

资料3：赵女士被诊断为2型糖尿病3年，最近调整治疗方案，医师处方格列吡嗪控释片（5mg/片），每日1片。仔细的赵女士发现药物整片出现在次日的大便中，担心药物没被吸收，疗效可能会打折扣，带着疑问找到了医师。如何对赵女士进行用药指导？

资料4：刘先生因肺癌骨转移癌痛住院，期间医师处方芬太尼透皮贴剂（4.2μg/贴），每72小时1次，1次1贴外用。因时值冬季，家人担心刘先生在病房受凉，特意将一手炉给刘先生保暖，但刘先生在使用贴剂2天后出现头晕、嗜睡、恶心、呕吐等症状，经检查，发现是手炉靠近贴药部位，使该部位体温升高，促使应该稳定释放药物的贴剂释药速度加快，引起不良反应。如何对刘先生进行用药指导？

资料5：苏奶奶，67岁。诊断：哮喘。处方：硫酸特布他林吸入气雾剂200喷。用法：每次2喷，必要时用。结果：只喷了一百多喷就没了，而且效果不佳，投诉药品质量。如何应对苏奶奶的投诉？

资料6：杨大爷，64岁。诊断：白内障。处方：吡诺克辛钠滴眼液15ml。用法：每次1~2滴，3次/日。结果：数天后该患者来咨询，眼药水瓶外的药片有什么用。如何解答杨大爷的疑问并指导用药？

项目八　简易医疗器械的使用

任务一　电子血压计的使用

血液在血管内流动时，对血管壁的侧压力称为血压。血压通常指动脉血压或体循环血压，是重要的生命体征。血压测量是评估血压水平、诊断高血压及观察降压疗效的主要手段，准确地测量血压是基层开展高血压管理的基础。那么是选择电子血压计还是水银柱式血压计呢？

家庭测量优先推荐采用国际标准（ESH、BHS或AAMI）认证的上臂式电子血压计，如图8-1所示，我国推荐使用ESH标准。对于异常肥胖、上臂粗且短者，在使用大腿袖带也不合适的情况下，可考虑选用一个验证合格的腕部血压计。

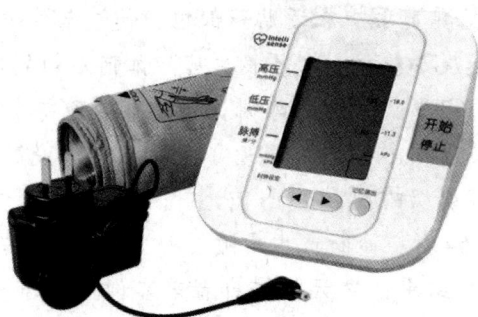

图 8-1　上臂式电子血压计

（一）电子血压计的工作原理

电子血压计的工作原理基于压力传感器和微处理器等技术，其测量过程主要包括充气、放气和测量三个步骤。当电子血压计袖带套在患者上臂上后，电机会自动充气到合适的压力，产生一定的压力给袖带，随着袖带内气体的压强逐渐增大，直至袖带内气体的压力与患者动脉压力平衡时，袖带内的压力就会达到最高值。此时，电子血压计会自动放气，并通过压力传感器和微处理器等技术快速计算出患者的血压值，并将其显示在屏幕上。

（二）电子血压计的组成

电子血压计是传感技术和微电脑技术的结合体，它的结构应该能保证完成三项基本任务：①感应血流压力；②判别高压和低压；③在屏幕上显示测量结果。电子血压计通常由气泵、袖带、压力传感器、控制电路、显示屏等部分组成。其中，气泵可通过充气/放气袖带来实现测量；袖带用来包裹在患者上臂上，产生一定的压力；压力传感器用于检测袖带内部的压力大小；控制电路用于控制电子血压计的充气/放气和计算测量结果；显示屏则可以显示血压值和其他相关信息。另外，有些型号的电子血压计还配有语音提示功能，方便老年人和视力不佳者使用。

（三）上臂式血压计的使用

上臂式电子血压计是一种准确性较高的电子血压计，通常可用于个人家庭或医院等场合。其袖带可固定在患者的上臂上，通过充气、放气和测量等过程快速计算出血压值，并在屏幕上显示。相较于手腕式电子血压计，上臂式电子血压计的测量结果准确度更高。使用步骤如下。

（1）受测者取坐位或仰卧位，将衣袖上卷至腋窝或脱掉一侧衣袖，初次测量需要分别测量左、右上肢的血压值，选取血压值较高的手臂作为今后固定测量的手臂，然后将手臂放在与心脏同一水平的高度，即坐时手臂应与第四肋骨在同一高度上，仰卧时手臂应与腋中线保持水平，并外展45°，如图8-2所示。

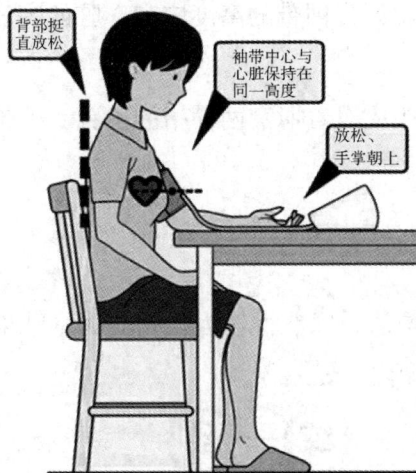

图 8-2　受测者坐姿

（2）将电子血压计袖带内的气体排空，然后将袖带平整地缚于受测者的上臂，袖带不可过松或过紧，以免影响测量值的准确性。在缠缚袖带时，操作者应注意将袖带的中部置于受测者肘窝的肱动脉处，即手臂内侧、肘窝上2cm处，用拇指按压肱动脉可感觉到脉搏跳动，以免降低压力感受器的敏感度。

（3）开启电子血压计进行测量。在袖带打气时，操作者应注意观察袖带黏合口是否裂开。若黏合口裂开，应重新缠紧袖带进行测量。待电子血压计显示数值后，操作者应记录下血压计所显示的血压值。

（4）在袖带内的空气排尽后，操作者应将袖带从受测者的上臂取下，让受测者休息片刻，然后再次按照上述方法测量血压值1～2次。最后取几次测得血压的平均值，该数值即受测者的真实血压值。如果受测者需要确定自己是否患有高血压，则还应在同一天的不同时间（至少3个不同的时间）、采用相同的体位、用同一血压计测量同一手臂的血压值。

（四）上臂式血压计的使用注意事项

1.测量前

（1）测量的环境应保持安静，室温最好保持在20℃左右。

（2）测量血压最佳着装是完全裸露上臂，1mm左右的薄衣衫不会影响测量结果。

（3）测量时间最好在早上排尿之后，吃降压药和早饭之前测血压，此时血压不受药物、运动和进食的影响，最接近人体的真实血压。

（4）测量前应保持静态10～15分钟，运动或者有情绪方面的变化，都不应该立即去测量血压。

（5）测量前30分钟不要饮用浓茶、咖啡、酒等影响血压的饮品。

2.测量时

（1）测量时保持安静，不要说话，袖带的高度应和心脏的高度处于同一水平，不可过高或过低。

（2）电子血压计袖套上的箭头应对着肘窝两横指的位置，袖带的松紧以放入一根手指为宜。

（3）按压开始键。

（4）记录显示屏上的血压值。

（5）重复测量3次，取其平均值，以获得较为准确的测量结果，其中两次测量血压的间隔不得少于3分钟，且部位、体位要统一。

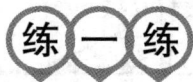

练 一 练

【实训目的】

学会电子血压计的使用方法并测得准确血压值。

【实训准备】

1.环境准备：测血压环境应保持安静、整洁、温度适宜。

2.用物准备：垫枕、电子血压计、电池、计算器。

【实训步骤】

1.讲解电子血压计的结构和性能，示教电子血压计测量人体肱动脉血压的方法，强调测量时的注意事项。

2.学生分组，用电子血压计互测肱动脉血压，并记录结果。

3.记录每组学生测得的血压值，并根据表8-1对测量中学生的表现进行评价。

表8-1　血压计的使用实训评分表

项目	评分要点	评分标准	得分
测血压前准备事宜	1.仪表端庄、态度和蔼	5	
	2.准备电子血压计	3	
	3.简单询问被测者是否运动或情绪波动，让其休息10～15分钟后测量	8	
测量血压	1.着装：完全裸露上臂或穿一件薄衣服测量，衣服松紧适度	5	
	2.首次测量两只手臂都要测量，选取高的一侧测量	10	
	3.心脏、上臂和血压计处于同一水平面上	8	
	4.袖套的位置在肘窝两横指处（距离肘窝2～3cm）	8	
	5.袖套的松紧以放入一根手指头为宜	8	
	6.测量两次，取平均值，并记录	8	
	7.两次测量间隔时间2～3分钟	6	
	8.说出血压是否正常，并说明依据	7	
其他	1.操作规范、熟练	8	
	2.语言流利	6	
	3.工作态度认真	10	
合计		100	

班级：　　学号：　　姓名：

💭 思一思

1.血压受测者在何种状态下以何种姿势测得的血压值较为准确？

2.当电子血压计测得同一人同一时段的血压不同时，血压值以何种类型的血压计较准确？为什么？

3.到底应该测量哪只手臂？

任务二 便携式血糖仪的使用

糖尿病患者的血糖检测是糖尿病治疗过程中一个很关键的环节，准确的血糖自我监测，是实现良好血糖控制的关键，对生活规律、活动、运动、饮食以及合理用药都具有重要的指导意义。为了便于糖尿病患者自测血糖、医疗机构快速血糖测试和糖尿病筛查，常常采用便携式血糖仪，其体积小，便于操作。

（一）血糖仪的工作原理

目前市场上的便携式血糖仪按照测糖原理分为电化学法测试和光反射技术测试两大类。电化学法采用检测反应过程中产生的电流信号来反映血糖值，即酶与葡萄糖反应产生的电子通过电流计数设施，读取电子的数量，再转化成葡萄糖浓度读数；光反射法是检测反应过程中试纸条的颜色变化来反映血糖值，即酶与葡萄糖反应产生的中间物（带颜色物质），运用检测器检测试纸反射面的反射光强度，将这些反射光的强度转化成葡萄糖浓度，其准确度更高。

（二）便携式血糖仪的组成

便携式血糖仪一般有由四部分组成，如图8-3所示。

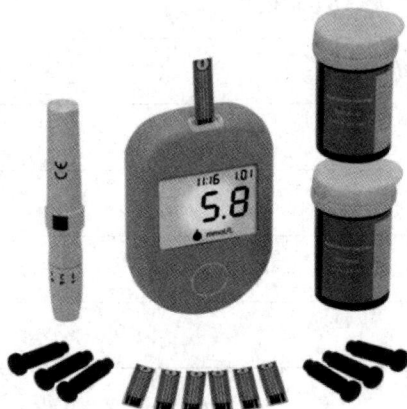

图 8-3 便携式血糖仪的组成

1.便携式血糖仪机器 包含电极和电化学传感器，电极上涂有血糖反应酶，当血液中的葡萄糖进入电极时，血糖反应酶会将葡萄糖氧化成葡萄糖酸，同时放出电子。电子通过电极传递到电化学传感器上，产生电流信号，电子仪器内部的微处理器能够将电流信号转换为数字信号，并计算出血液中的葡萄糖浓度，最终通过显示屏显示血糖数值。

2.试纸条 其上有过氧化物酶，采血后过氧化物酶与血液中的葡萄糖发生反应使试纸颜色变化，从而判断血糖浓度，伴随的颜色指示以及非反应成分将在测试区呈现具体血糖值。

3.采血笔和采血针头　采血笔是一种笔式采血器，采血笔深度分为1、2、3、4、5级深度。"1"代表浅，"2""3""4""5"代表深度依次增加，根据患者皮肤情况调整数字环，以箭头对准所需要的数字为宜。1档适用于细嫩皮肤，2、3档适用于一般皮肤，4、5档适用于粗糙皮肤。与一次性无菌采血针配合使用，是采集人体末梢血样的辅助采血装置。

（三）便携式血糖仪的使用

1.开机　某些品牌的便携式血糖仪是直接按电源开关，还有些品牌是直接插试条自动开机的。

2.仪器校准　手动输入校准代码或将测试校准试片插入机器自动记录校准代码，使机器密码与标码一致，得到质控品的正确测定。

3.标本采集　用75%乙醇擦拭采血部位，不能用碘酒或碘伏，否则测量值会偏高，待干后用采血器刺指尖或跟腱两侧，弃去第一滴血液，血滴符号出现时，将第二滴血靠近试条吸血区就会直接吸进试条。

4.测定　试条插入测量显示器内，经测量显示器测量，显示血糖的数值。

5.关机　完成测试之后将试片拔出自动关机，否则费电且易损耗机器。用过的采血针与血糖试片按要求丢弃。

（四）便携式血糖仪的使用注意事项

（1）血糖仪需要在适宜的温度下才能发挥最好的检测效果，温度过高或过低，都会影响检测结果的准确性。一般情况下，建议在室温下进行测试，最好保持在20～25℃之间。

（2）血糖仪在使用过程中需要注意电池使用情况，如果使用时间过长，可能会导致电池过早衰竭，影响检测结果的准确性。一般情况下，建议在使用电池前先检查电池的状态，确保其正常使用。

（3）采血针为一次性使用，不要重复使用，以免发生交叉感染，用过后的采血针不要随意丢弃，应远离儿童，以防发生危险。

（4）要扎手指的侧面，不要扎中间，以减轻疼痛，采血前，可将手臂下垂10～15秒，使指尖充血，待扎针后，轻轻推压手指两侧血管至指前端1/3处，让血慢慢溢出即可，不要使用酒精擦拭手指，扎得浅流不出血，不得用力挤。

（5）试纸获取血样后要放在桌面上，待结果出来后拔出试纸自动关机。

（6）试纸只能用一次，不能重复使用，一次吸不满血的试纸不能再补血，补血的结果不准确。

🔍 **查一查**

　　1.到社区药房收集糖尿病患者的有关资料，了解糖尿病患者测定血糖值的规律等信息，提前分析人群的情况。

　　2.准备针对血糖仪使用指导的资料，如宣传单、海报等。

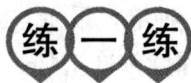

练一练

【实训目的】

学会便携式血糖仪的使用方法并能测得准确血糖值。

【实训准备】

1.环境准备：测血糖环境应保持安静、整洁、温度适宜。

2.用物准备：便携式血糖仪、电池、血糖记录表。

【实训步骤】

1.讲解便携式血糖仪的结构和性能，示教便携式血糖仪测量血糖的方法，强调测量时的注意事项。

2.学生分组，教师发放血糖仪和检测试纸，用便携式血糖仪互测血糖，并记录结果。

3.记录每组学生测得的血糖值，并根据表8-2对测量中学生的表现进行评价。

表8-2 血糖仪使用评价表

项目	评分要点	评分标准	得分
患者评估	1.了解患者病情，获悉进餐时间	5	
	2.向患者解释血糖监测配合事项	5	
	3.评估血糖仪工作情况，检查试纸有效期	10	
操作前准备	1.物品：血糖仪、采血针、试纸、75%乙醇、无菌棉签、记录单、笔	10	
	2.操作准备：着装、洗手、戴口罩	5	
操作要点	1.协助患者取合适体位	5	
	2.协助患者洗手，按摩指尖	5	
	3.按下电源开机	5	
	4.对比血糖仪屏幕的代码与试纸代码是否符合	10	
	5.取出试纸连接到血糖仪，等待测试	5	
	6.75%乙醇消毒指尖，待乙醇挥干后，用采血针靠在患者指尖的一侧刺入，将第一滴血滴入试纸中央，棉签按压穿刺点至无出血	20	
	7.读取测量结果并记录	5	
	8.处理采血针等物品	10	
合计		100	

班级： 学号： 姓名：

思一思

1. 课堂中随机检测的血糖数值有诊断意义吗？

2. 餐后2小时血糖应当如何测定？正常指标是多少？

3. 想了解近期一段时间血糖情况，应当怎么办？

参考文献

［1］秦红兵.药学服务实务［M］.北京：人民卫生出版社，2013.

［2］李毅敏，杨子峰.流行性感冒诊断与治疗指南（2011年版）解读［J］.中国实用内科杂志，2012，32（2）:105-108.

［3］陈炎，陈亚蓓，陶荣芳.医院处方点评管理规范（试行）［J］.世界临床药物，2010，31（003）:259-260.DOI:10.3969/j.issn.1672-1721.2011.02.001.

［4］国家食品药品监督管理局执业药师资格认证中心.国家执业药师资格考试应试指南，药学综合知识与技能［M］.北京：中国医药科技出版社，2009.

［5］张文彭.消化性溃疡防治指南［M］.北京：人民卫生出版社，2000.

［6］李大魁.常用处方药使用指南［M］.北京：中国协和医科大学出版社，2000.

［7］黄传原，屠海文.血压计及其检定［M］.北京：中国计量出版社，2004.